99%保険治療 でも 他院に負けない

予防を超える与防歯科

1年目のスタッフでも習得できる㊙ノウハウ教えます!

著 小島 理史
歯科塾YOBOU塾長

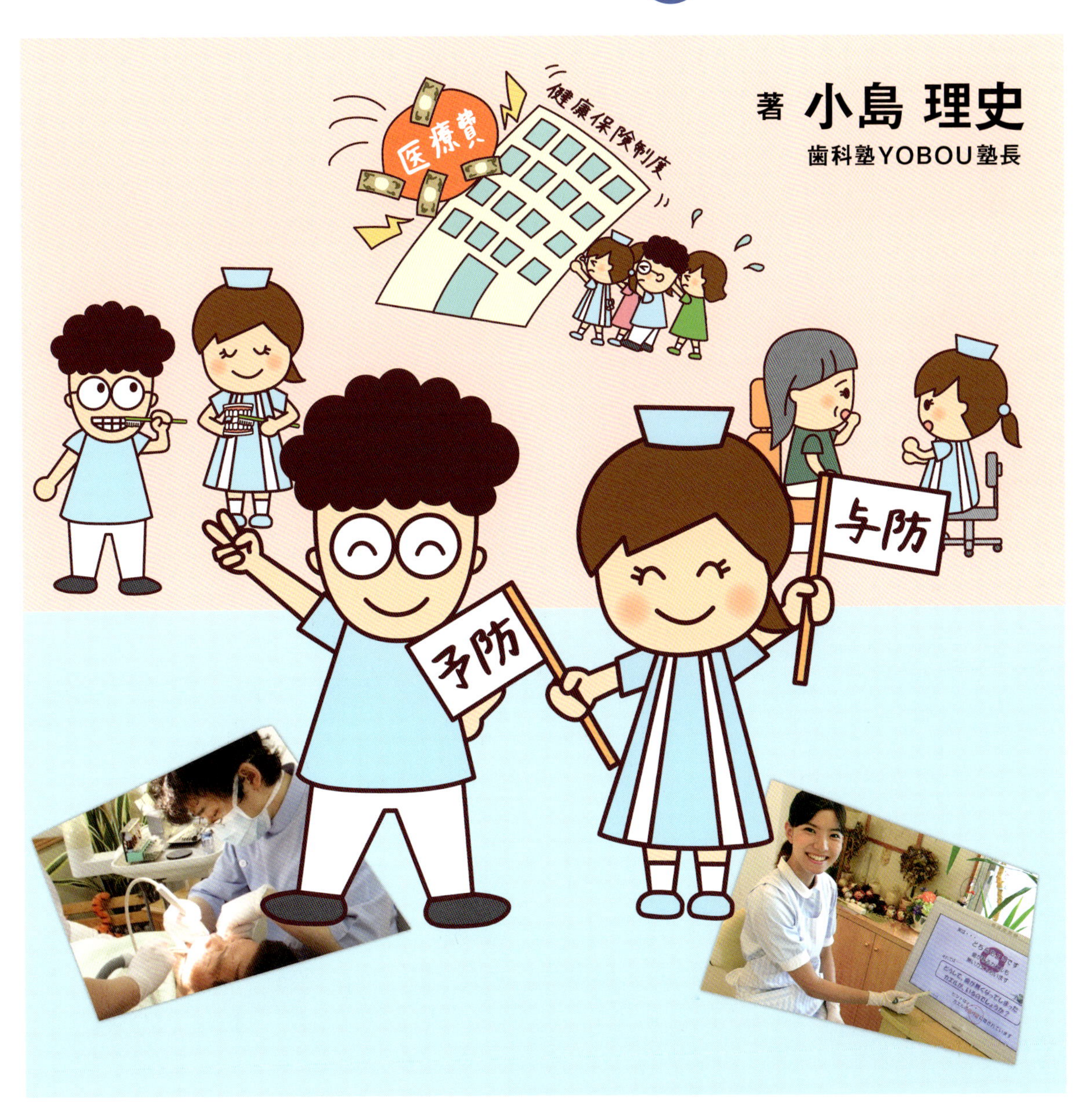

クインテッセンス出版株式会社 2016

Tokyo, Berlin, Chicago, London, Paris, Barcelona, Istanbul, Milano, São Paulo, Moscow, Prague, Warsaw, Delhi, Bucharest, and Singapore

まえがき――歯医者復活の種火

時間がない先生は、第1章1の「とりあえずに……」からお読みいただき、本書を深読みしたい先生方には、少々のお時間をいただけたらと思います。

あらかじめ申し上げておきますが、私が開設管理をしている若松歯科医院は、保険診療が大部分を占めるシガナイ歯科診療所の一つです。

つまり何の変哲もない、よくある街の歯科医院にすぎないのです。

しかし、規制のかかる保険診療がメインだったからこそ、捻出せざるを得なかったちょっとした「知恵」が膨らみ、海外からも含めて、多い年は数十名の見学者がくるという魔訶不思議な歯科医院に成長してしまいました。

けっして難しいことや、厳しいことを強要しているわけではなくラクに楽しみながら、できる方法を模索した結果、現在に至り、期せずして書籍を出すに至ったのです。

事の起こりは……、ある時、ある業界人（T社）が突然やってきて、そのノウハウを伝授してほしいと、何の前触れもなく言い出したことに始まります。

いつもでしたら、門前払いをするレベルの話でしたが、その時の気まぐれから、何となく話をしてみると、彼が高校の先輩ということがわかり、ノリでOKを出してしまったのです。

しかし、若松のカラクリを伝えることは、困難極まりないことの連続でした。

当時、私自身が考えていた以上に業界のトーンダウンは著しく、気がつけば大学の医局に若いドクターがたむろし、歯科医師会では、決意を胸に開業したものの理想と現実のギャップにショボクレて、小言を連発する「敗者」のオーラが蔓延していたのでした。

さまざまな角度からジャブを打ってみたものの、もはや私たちの業界に活路を見出す手助けでさえ頭を抱える状況に思えたのです。

そんな現状になってしまったわけを探るより、『若松メソッド』&『小島マインド』がすんなりと伝わらない原因を考えてみることにしました。

すると、いくつかある問題点の中で「私たち歯科医師が、科学者であること」が最大のネックと思えてきました。

当たり前の話ですが、科学には「エビデンス」が必須です。

これはとても大切なことですが、逆に手カセ・足カセになって身動きが取れないでいるのではないかと考えたのです。

だからといって、大切な「根拠」を放棄してよいわけがありません。

学会にしても、さまざまな分野で登場する大先生にしても、膨大なデータで武装しているのでしょうが、そこを目指していない私には、一緒に診療している仲間と、通院していただいている患者さんの「いいね！」くらいしか、手持ちの武器（エビデンス？）はなく、むしろ、日々の診療に明け暮れていれば、皆さんと同じく武装する時間などはないのです。

どんなに強いハートを持っていたとしても、そんな私がこの業界で書籍を出すことは、まさに自爆テロに匹敵する愚行でしょうが、幸い50年も生きていると変わったことが大好きな同胞が、チラホラいるものなのです。

後ほど登場する人たちも含め「竹槍」しか持たない私を、十分な存在にしてくれた仲間が、幸か不幸か周囲に数多く集まってきました。

読めばおわかりになることですが、本書は私の四半世紀の歯科医療の「経験と想い」が中心であり、「理論とデータ」は、10％にも満たない状態で皆さんにお届けしています。

もちろん、フル装備の大先生とバトルする暇と決意は持ち合わせておりませんので、興味がある先生方は、ご自身のサジ加減で有効利用していただければと存じます。

私自身は保険診療がメインですが、見方を変えればインプラントなどの自費診療をベースに考えておられる先生にとっても、この書籍の内容は、相当な有効手段になると思います。

たまには、頭を柔らかくして別の角度から、自院の未来を考えてみるのも良いかと思います。

なお、院長先生だけでなくスタッフ全員が共有できるわかりやすい情報源になっておりますので、可能であれば医院の皆さんで回し読みをしていただければと存じます。

2016年８月１日

小島　理史

もくじ

第３章　歯科医療の問題点はここにある　51

第４章　強い歯科医院になる方程式　65

プロローグ：データしか信用しない方のために

飯嶋　理らによると『平成13年度　8020公募研究事業研究報告書　8020に向けて　歯科診療所における歯周予防管理の促進に関する受療行動調査』の中で、1,500人の調査から、

定期ケアを受ける意思を持っている……46％
実際に定期的に歯科を受診している……８％

という報告をしています。

これは今から10年以上前のデータですが、これだけ多くの国民が、歯科を受診しなければいけないと自覚していたにもかかわらず、私たちはいったい何を目指していたのでしょうか？

単純に引き算をすれば、38％もの人びとが「わかっているけど、実行できなかった」のです。

これらの方々に対して歯科医院は、どのようなアプローチをしてきたのでしょうか？

すでに10年、いいえ15年近い年月が経過している今は、その必要性に気がついている人は軽く50％は突破しているはずです。

となれば「国民の４～５割以上が、必要と感じながらも実行していない」ということになります。このような膨大な隠れた需要に恵まれた業界が、はたして他に存在すると思いますか？

にもかかわらず、うまくいかないのは、なぜでしょうか？

だからといって、医療の本質と引き換えに、経営力をつけるコンサルタント業者に任せていて大丈夫だと思いますか？

大切なことは、自分たちで強くなることです。

さらにもう一つ。

『口腔衛生会誌（57　640-649　2007）』の「歯科医院における歯冠修復処置と定期健診の歯科医業収支の比較」（角館直樹）をご紹介します。

〔概要〕歯冠修復および定期歯科健診の歯科医業収支の比較。

・インレー修復

・レジン充填

・抜髄後に鋳造冠修復

・成人の定期歯科健診　で比較。

〔結果〕

（分）

1位	2位	3位	4位
レジン修復	歯科健診	抜髄・鋳造冠	インレー修復
143.9円	103.6円	73.4円	55.9円

さて、上記の論文から皆さんは、何を考えますか？

「ふ〜ん。健診って2位なんだ……」

「やっぱ、インレーよりCRだな」

「FMCセットは点数が高いけど、その前の処置を考えると疲労度がね〜」

そうです。利益率が高いといわれている3大項目との比較ですから「やはり、そうか」と思った方も多いとは思います。

でも、ちょっと考えてみてください。2位の定期健診をぶっちぎって、1.4倍のハイスコアでトップに輝いたレジン修復を行った場合の20〜30年後は、はたしてどうでしょうか？

記載すらされていない利益率の異常に低い処置、たとえば保険義歯や開かない根治などへ移行していないでしょうか？

データのみを信じている方は、これらの反対意見も含めて、いくらでも見つけることができると思いますので、ご健闘をお祈りいたします。

さてここからが、本題です。私たち歯科人が、薄々気がついていたのかもしれないにもかかわらず、実行できていなかった「明日から真似ができるアナザーワールド」へご招待いたします。

第1章

『歯科塾 YOBOU』の活動とフレームワーク

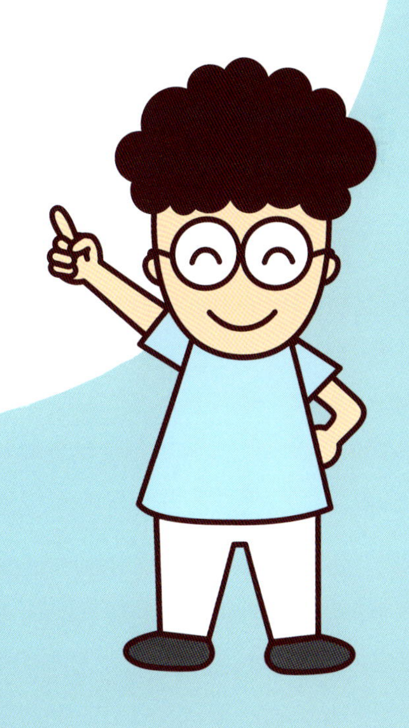

1 とりあえず……

「あなたの歯科医院に……歯周初期治療のみの患者さんが月に720人いる」

このことを想像するところから始めましょうか！
予防は大切だとわかっているけど、何から着手すべきか悩み続けている方
次々と歯科医院が乱立し、自院の未来に不安を感じている方
スタッフが、なかなか定着せずに困っている方
医院の方向性が、不安定で自問自答の日々に嫌気がさした方……
こんな方は、是が非でも720人の歯周初期治療患者に囲まれている自分を、想像してみてください。

はたしてあなたの医院にとって月720人は、不可能なことなのでしょうか？
本書は、歯科医院にとってのおとぎ話や机上の空論ではなく、若松歯科医院での経緯やスタッフの想いと努力、さらには、「歯科塾YOBOU」の先生方の奮闘記を書き綴ったものです。
つまり皆さんが、真似できるレベルの「強い医院づくり」の指南書です。
ノンフィクションですから、当然真似ができるはずです。むしろ真似していただきたいので、キーボードを連打しているのです。
より多くの歯科医院でYOBOUを実行していただければ、「崩壊が囁かれている健康保険までも救済する」——そんな大技も可能であろうと密かに考えております。

たった今本書を読み始めたあなたにも、今までの受身の診療体制を続けるのではなく、内容に共感していただける仲間を増やしながら、笑顔でストレスのない診療を続けてもらいたいと考えています。
もちろん、傾きかけた歯科業界を立て直すためだからといって、危ない橋を渡ることをすすめるものではありませんし、無理難題や精神論を突きつけるつもりもありません。

これこそが「患者さんも、スタッフも、医院も、末は日本という国家までもが、幸せになれる方法」であると、当院に見学にいらした多くの先生から太鼓判をいただいていますので、どうぞご心配なく。

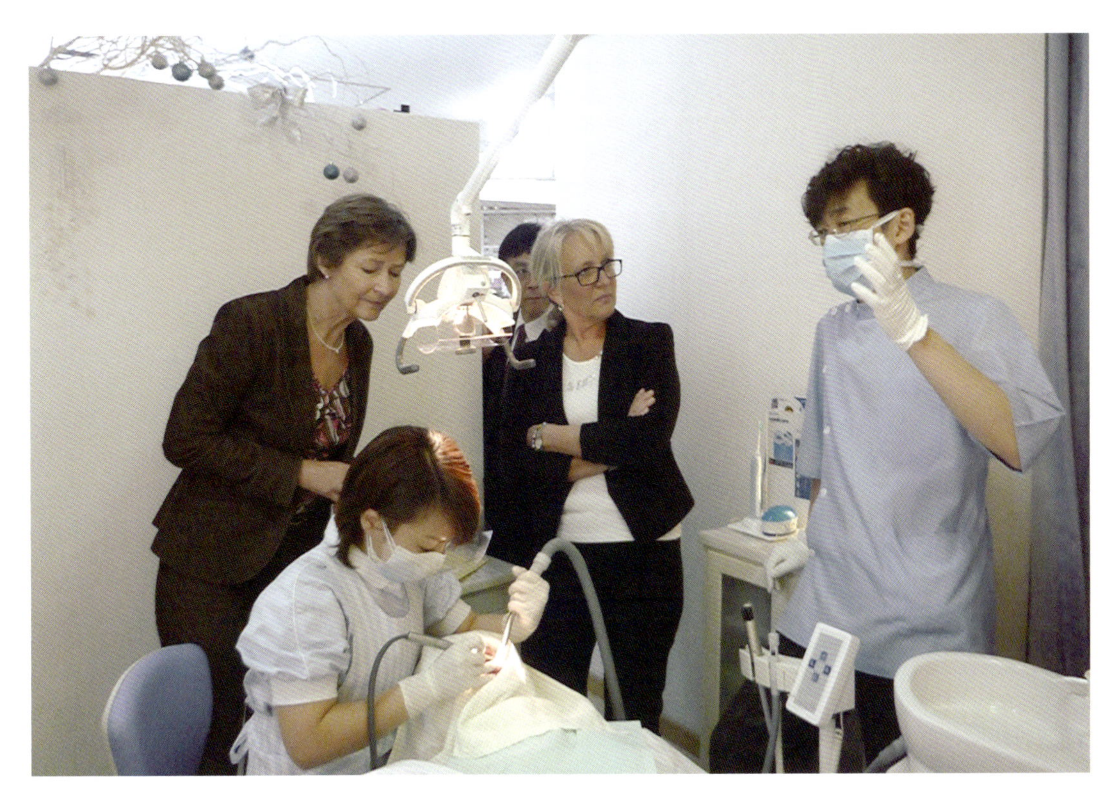

興味しんしんのイボンヌ会長

事実、スウェーデン歯科衛生士会会長のイボンヌ＝ニブロム(写真中央)は、彼女にとって初回と２回目の来日に際し、交通の便がけっしてよくない若松歯科医院にわざわざ視察に来ています。

国際的要人の彼女が、無名の町医者、若松歯科医院に２度も足を運んだ理由は何だったのでしょう？

イボンヌは、スウェーデンにない「発想＆取り組み」を若松歯科医院から毎回持って帰っています。一辺倒な考えに飽き足らない彼女の頭脳に特別なものを残したからこそ、若松歯科医院を選び、『歯科塾 YOBOU』の名誉顧問を快諾してくれたのだと思います。

しかし、本書を読んだだけでは「イメージしかとらえることができない」「いざ実践となると……」と悩まれる先生には、イボンヌが共感し入塾を希望した『歯科塾 YOBOU』という“場”を用意してあります。さすがに会長である彼女には塾生ではなく、名誉顧問の座をお願いしました。

ちなみに同行している女性は、テペ社の専属歯科衛生士ですが、彼女は「私がテペを退職したら若松で働くわ！」といってくれました。

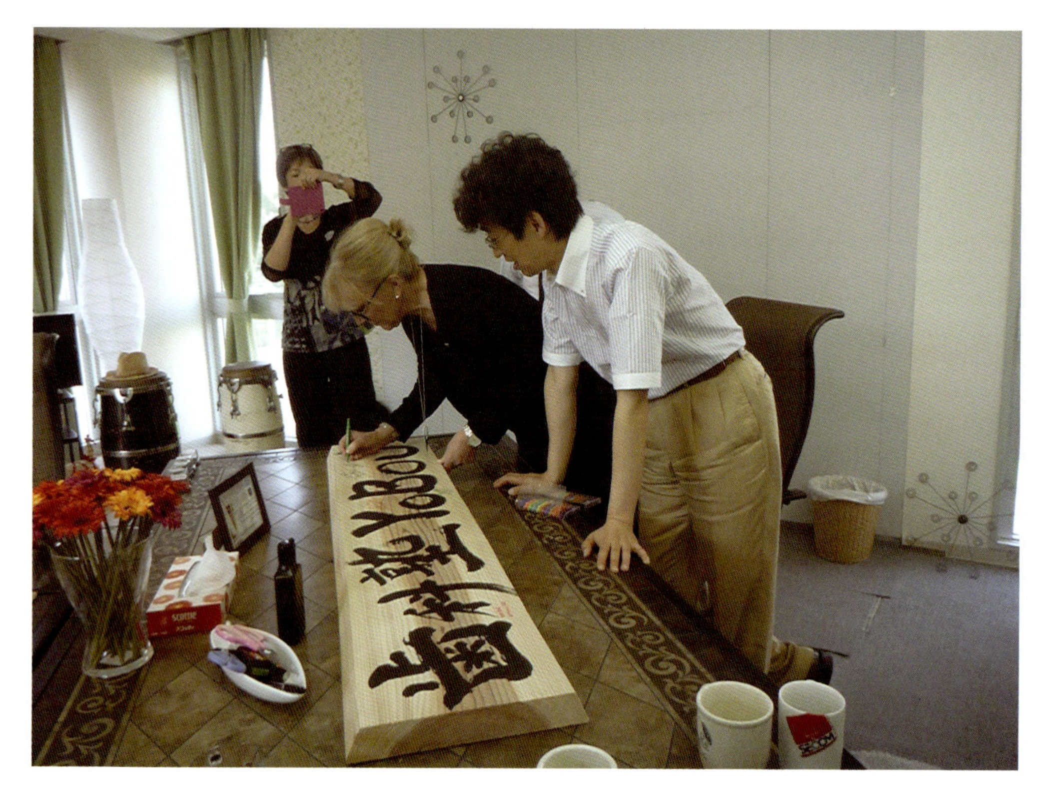

『歯科塾ＹＯＢＯＵ』の看板にサインするイボンヌ会長

冗談であっても、嬉しい限りです。

イボンヌが快く『歯科塾 YOBOU』の名誉顧問になっていただいた背景には、まだまだスウェーデンにも変革をしなければいけない部分があるからとのことでした。

無論わが国とでは、相当なレベルの差がありますが、考えていることは一緒なのです。今、日本国内において必要なことは、より多くの先生の頭を柔らかくすることです。

経営、スタッフ管理、患者教育、診療内容等々、悩まれることも多いと思いますが、まずは本書の一読をおすすめします。

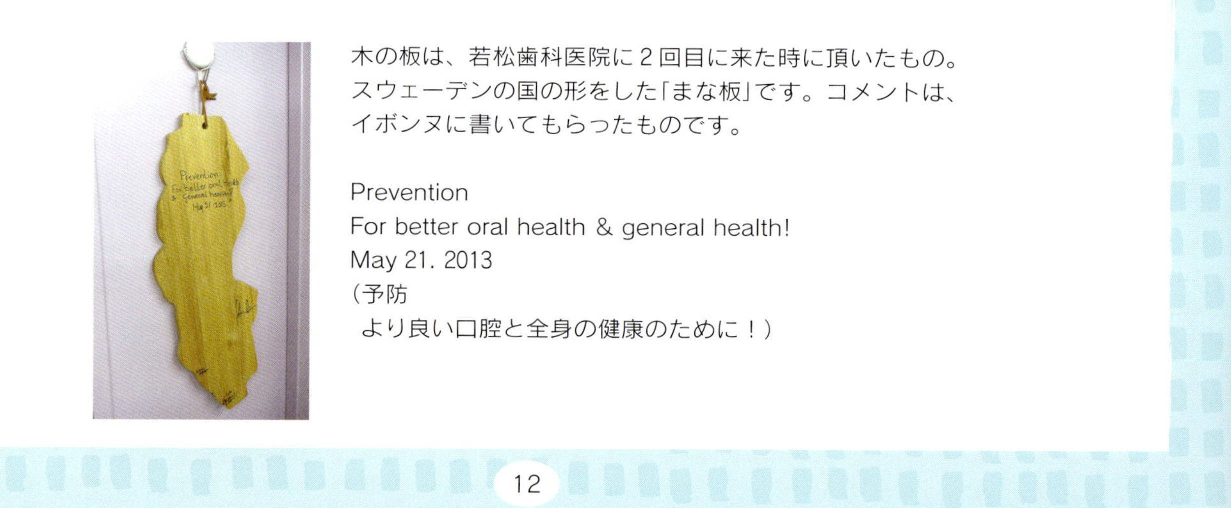

木の板は、若松歯科医院に２回目に来た時に頂いたもの。
スウェーデンの国の形をした「まな板」です。コメントは、
イボンヌに書いてもらったものです。

Prevention
For better oral health & general health!
May 21. 2013
（予防
より良い口腔と全身の健康のために！）

 “目からウロコ”といわれて自信が……

事の起こりは、映画タイタニックが上映され、長野オリンピックが開催されていた1998年の頃だったと思います。

Windows95を使って、患者さん向けのソフト『お口の未来予想図』を作った頃から、独自の院内での教育方法がスタートしました。

当時から自他共に認める怪しい発明家として、歯科界にないものを作っては遊んでいたのですが、それは、とんだ大失敗でした。

そうです。時代が「早過ぎた」のです。

当時は、パソコンがまだ浸透しておらず、待合室においても誰も触ってくれませんでした。そこで、診療室内でスタッフにやらせようとしても、「こっ、壊したらどうしよう……」が先行し、いつしかホコリをかぶる始末に……。

やがて時は流れ、富士山が世界遺産に登録され2度目の東京オリンピックが決定した2013年に『お口の未来予想図』は、15年ぶりに日の目を見ることになります。

この『未来予想図』は『イントロ＆インスト』と一緒に、患者教育ソフトとしてリリースされました。そして、新しい歯科医療の提案として、なんとグッドデザイン賞を受賞するに至るのです。

個人的には、万歳状態でしたが、いつも世に認められるまでに10〜15年の歳月が必要なのだと痛感しています。

自他ともに認める“発明家”としての成績は、特許8項目、実用新案や商標登録はいくつ取得したか忘れましたが、皆さんが思うほど儲かるものでもなく、ならばせめて後輩の役に立とうと、自院の取り組みを公開し始めました。

そんなこんなで2007年頃から、依頼を受けて若松歯科医院での取り組みをポツポツと話し始めることにしたのです。

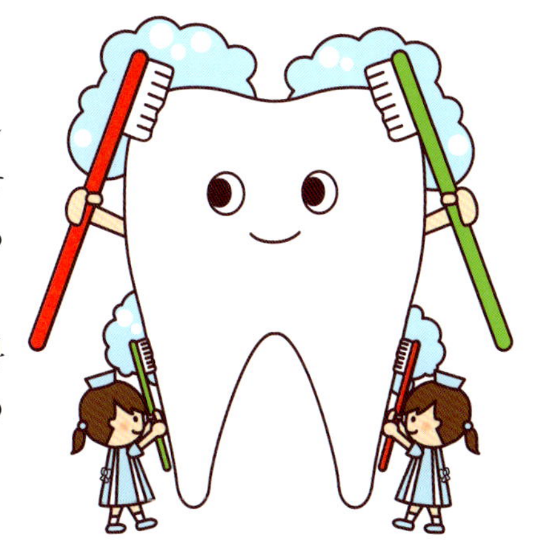

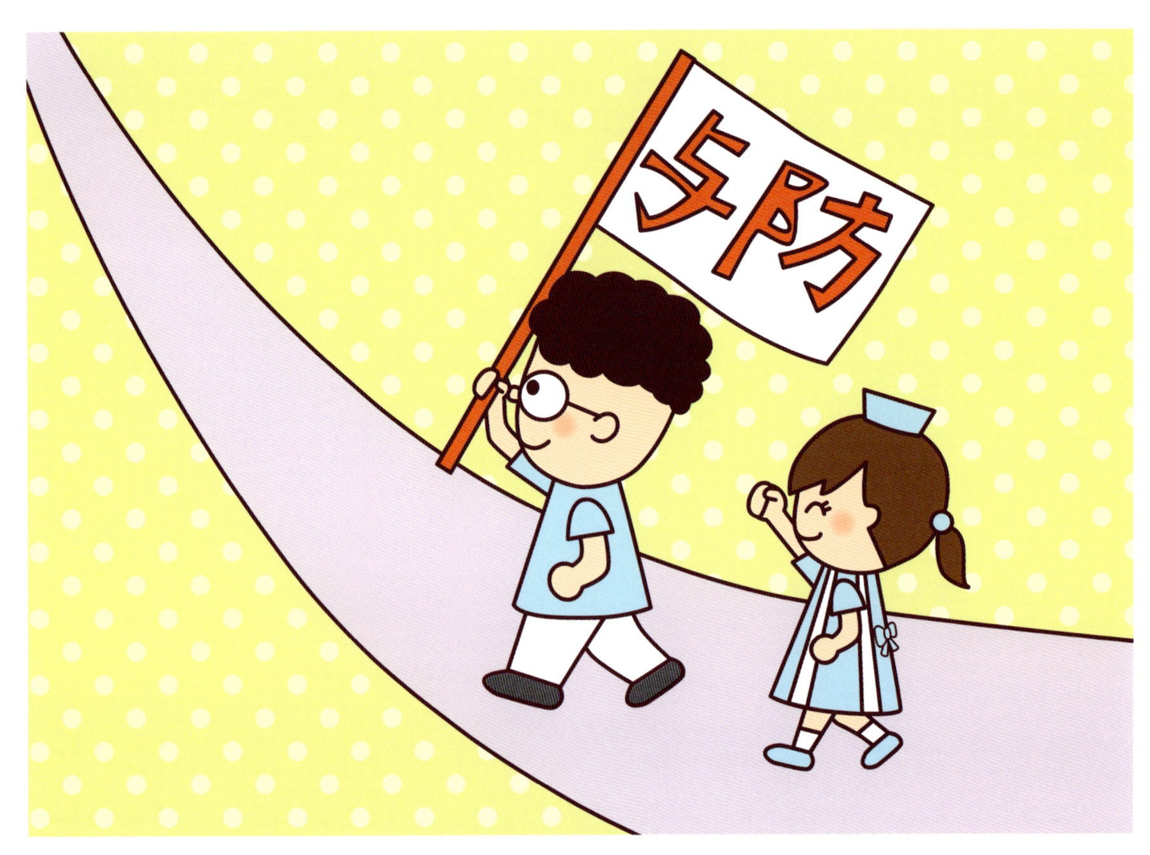

「予防」ではなく「与防」

当時大部分の先生は、私の提案に興味は示すものの、「いやぁ～、面白いね～～～！」どまりの反応で、自院で真似をしようなどとは思わなかったはずです。

それでも、10人に話をすると1～2人は「目からウロコだ！」と感銘をしていただけたようで、その方たちは、講演内容をヒントに、自院で実践して悪戦苦闘をされていたとのことです。

そして、気がつけば若松流が少しずつ拡散し、今では年に数十名の見学者が来院するようになりました。

ならば正しく自分たちの考えをお伝えすることと同時に、逆に多くの先生の意見を聞こうと『歯科塾 YOBOU』を立ち上げたのが2012年になります。

後ほど解説いたしますが、YOBOU は予防ではなく「与防」です。

3 地球の裏側からコンニチハ

歯科塾の立ち上げ前後から、不思議なことに予防歯科先進国のスウェーデンやフィンランドなどから、大御所が、何人も、そして何度も視察に来始めたのです。

私自身は、英語もままならず、歯周病学の専門家でもなく、口腔衛生学も無学なので、正直な話、ブロンドのお偉いさんがくると、えらく緊張（興奮）してしまったものです。

でも、かの人たちと、幾度となく情報を交換しているうちに、彼らの狙いが見えてきました。

彼らは『イントロ＆インスト』（若松歯科流の紙芝居）を中心に、数々のオリジナルのコンテンツを展開している若松歯科スタイルをのぞきにきているのですが、そこにはさまざまなヒントが見え隠れしているらしいのです。

すでに予防に関してやり尽くしてしまい、頭打ち感が否めない予防歯科先進国の面々は、次の一手を模索しているからこそ、入れ替わり立ち替わり地球の裏側から、若松に散在するいろいろな情報を模索しにくるのでしょう。

はたしてあなたの医院にとって、この本が、一筋の光に成りうるか否かはわかりませんが、本書は診療の合間に読めるように、短編の集合体になっています。

とりあえず読破していただいて、明日から皆様と「共存共栄」が計れれば、幸いと思っております。

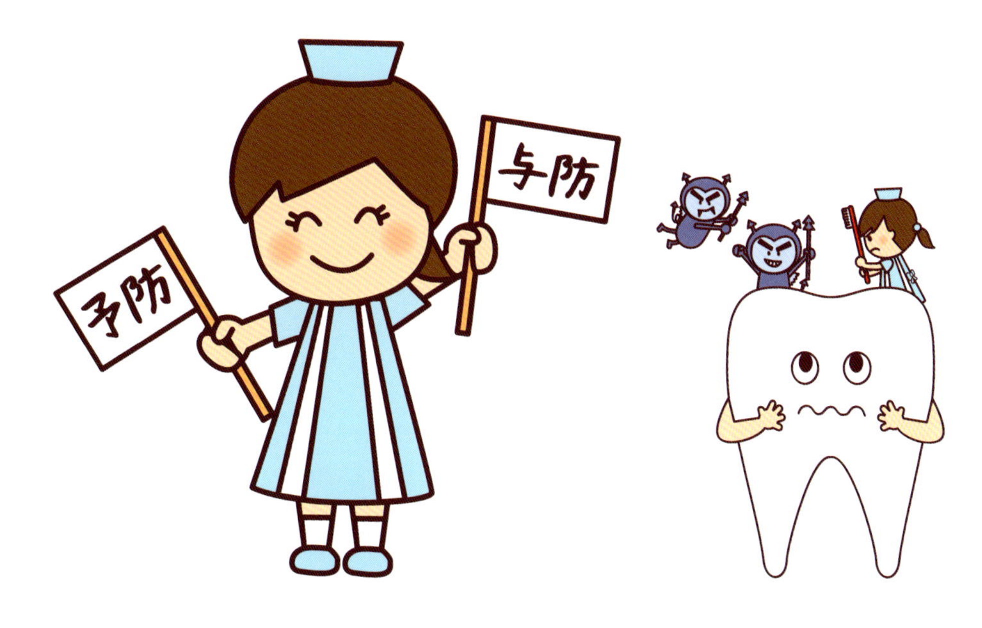

30%で十分なのです

話は変わりますが、仮にあなたの医院に毎月20人の純粋な初診の患者さん(＝純初診)が、来院するとしましょう。

では質問です。

20人の30%は、何人ですか？
はい。6人ですよね。
そして、1年間＝12ヵ月だと、何人になりますか？
そうです。72人です。

もしあなたが、患者さん・スタッフ・医院の3者に対して、常に正しい方向に導くことを怠らなければ、10年後には、誰が計算しても720人にもなるのです。

しかも、高額な器材や場所をとる装置、難しいオペの技術などは一切必要なく、歯周初期治療の大切さを「ある方法」で伝えるだけでよいのです(パソコンかiPadなどのタブレットは必要ですが……)。

つまり、明日からの目標を「毎月6人の患者さんを定着させること」にすればよいということです。

もっとも、引越し・転勤・死亡、その他を考慮すれば、1年間で720人は大袈裟といわれかねませんから、10年で500人とみるのが妥当な数字かもしれません。

それでは、改めてお聞きしますが、10年間で500件のレセプト数を無理なく増やす別の方法をご存知の方は、いらっしゃいますか？

10年間で500人の増患は、あなたにとって絵空事だと思われますか？

ここであえてゲスな話をさせていただくことにします。

3ヵ月も保険診療をやられている院長であれば、保険診療は「儲からないからなぁ～」と思うことが少なからずあるはずです。

しかし、それは「歯科医師の技術を馬鹿にしているのか！」と思われるような部分だけをクローズアップしてしまうので、そのように感じるだけなのです。

本当に割が合わないのならば、歯医者なんか辞めればよいのです。

でも、本当は転職するほど酷くはないので、割が合わない部分に目をつぶり、課せられた使命を背負い、日々診療に臨んでいるのではないでしょうか。

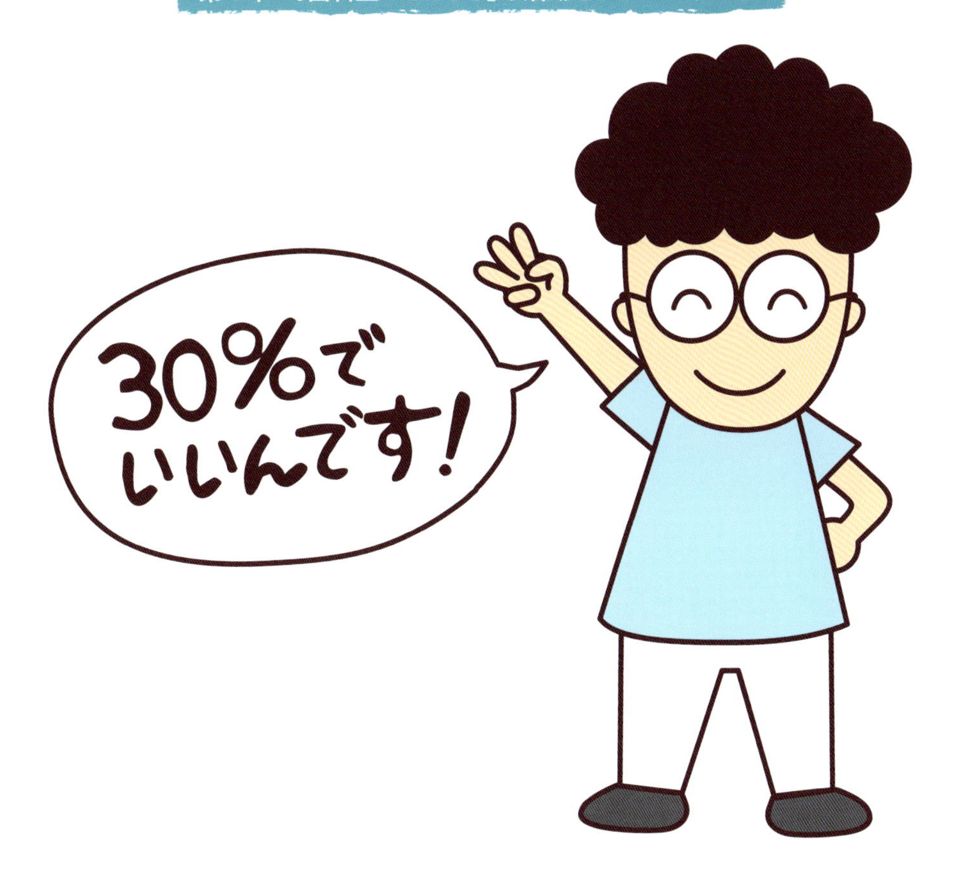

もう一度いいます。欲を出してはいけません。30％で十分なのです。

30％であなたの医院は、ガラッと変わるのです。

「このエリアは、デンタルＩＱが低すぎる」などと、負のレッテルを貼らないでください。残念ながら、馬が合わない患者さんは、100人中４～５人はいるものです。

若松歯科のクレド（信条）に、

「笑顔は、ゆとりから。ゆとりは、努力から生まれる」

というものがあります。

さらに、そこに私の座右の銘である「世の中、運と縁と多少の努力」を付加させてみてください。

そして、頭を柔らかくしてから、一歩目を踏み出す前に、ちょっとだけその向きを変えてみてはいかがでしょうか？

ほんの少しの努力とともに、踏み出す方向を少しだけ変えれば、今日からは、笑顔になれるはずです。

5 「自分はできる！」と自己暗示を

もう少しハードルを下げてみましょうか？

ちなみに私の歯科医院は、現在ユニット6台に対し、常時2名のドクターが診療室にいます。ということは、もしあなたが1人で診療されていてユニットが3台ならば、あなたの医院の目標数は720人の半分の360人でよいということになります。

そして、純初診も半分で十分ですから、月に10人でもよいわけです。

つまり1ヵ月にわずか3名の患者さんが、あなたの考えに同調し、健康のために口腔ケアを継続するように導き続ければよいだけです。

いかがですか？　大切なことは「自分はできる！」というイメージを持つことです。

若い兄ちゃんたちが「俺はビッグになってやる！」と粋がっている光景を稀に見かけますが、それとはだいぶ違います。なぜなら、そこには「大義」があるからです。

あなたが、今持ったイメージには根拠があり、そのイメージを実現できれば、みんなが幸せになるのです。ただし、そのためには、想いを継続する「信念」が必要です。

さらに、皆さんに希望を持って安心しながら信念を貫いていただきたいので、情報を公開しましょう。

「えっ?!」と思われるかもしれませんが、2015年9月の若松歯科の純粋な新患数は、たったの8人です。

しかし、ここ1年以上レセプト数は、1,000件を切ったことはありません。

どうか、自信をもって「自分はできる！」と自己暗示をかけてください。

ちなみに、私自身の今現在の「必ずできる！」とかけている暗示の内容は、2人のドクターが一般診療を2台使用し、残りの4台を衛生業務用にすることです。

66.66％を歯周初期治療にすることは、さほど「いばらの道」ではないと確信しています。

お恥ずかしい話ですが、スタッフが一丸になっていなかった2000年の頃は、4台しかなかったユニットすべてがドクター専用でした。

その後、歯周初期治療の重要性に気づいてから、衛生業務専用にユニットが2台増えました。今では一般診療を減らし、ユニット数の半分＝3台が衛生業務用です。

というか、一般診療は、減る一方のはずです。

結果、9時〜6時で勤務の日は、1日に15人ほどの一般診療患者さんを診ています。もちろん、その15人プラス、笑顔で衛生業務のチェックですから、私は長生きができそうです。

6 隣の芝生は青色？

「先生は、運が良かったからです」とよくいわれます。
はたして、そうでしょうか？

若松歯科医院の立地条件ですが、人口7,000人のマンション街です。
確かにそれだけでは、羨ましいと思う方が大部分だと思います。
しかし、ベッドタウンですから、人口は夜間の遅い時間のみ増加し、昼間は2,000人ほどに激減します。
さらに、マンション街の周囲は、市街地調整区域ですので戸建はありません。
この10年間の人口増減は、高齢化がすすみ、減少傾向にあります。
今日では、当然のことですが、人口が多いエリアであれば、日本全国どこでも同じ現象が生じます。

そして、歯科医院の乱立です。
もっとも具合が悪いのは、診療時間帯に人口が減る＝影の過密エリアです。前述のように7,000人が住んでいても、実質2,000人のエリアなのです。
当院は、それに該当します。
しかも、半径200～300m の中に５軒の歯科医院があります。
そんなエリアにありながら、当院は入口が道路からダイレクトに見えない２階の奥に診療室があります。しかも看板は、ほとんど見えませんし、夜は電気が点灯しません。
窓にカッティングシートの名前入れもしていません。
自院前の看板もロクなものではない医院ですから、当然駅前や電柱の広告看板は一切ありません。

ホームページも確か５～６年前(？)の自作ですが、この３年間は更新していません。つまり、集患のための情報は、何一つ外部に向けて発信していないのです(さすがにホームページは、同業者である皆さんのためにも、情報を発信する一手段として、作り変えようと考えておりますが、いつになることやら……)。

不思議に感じるかもしれませんが、強い歯科医院は、もはやネットや看板などのコマーシャルではつくれないのです。

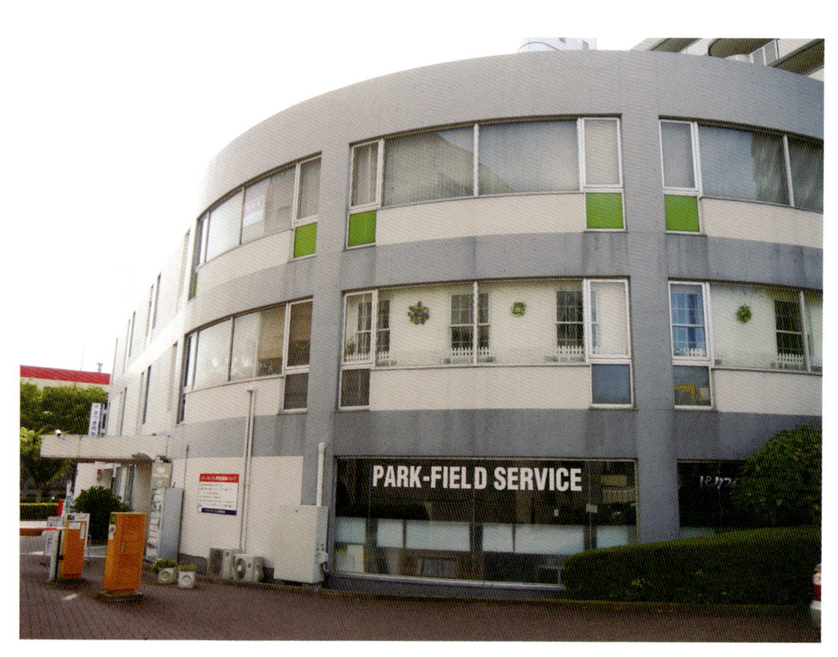

２階が若松歯科医院。
窓にカッティングシートもありません。

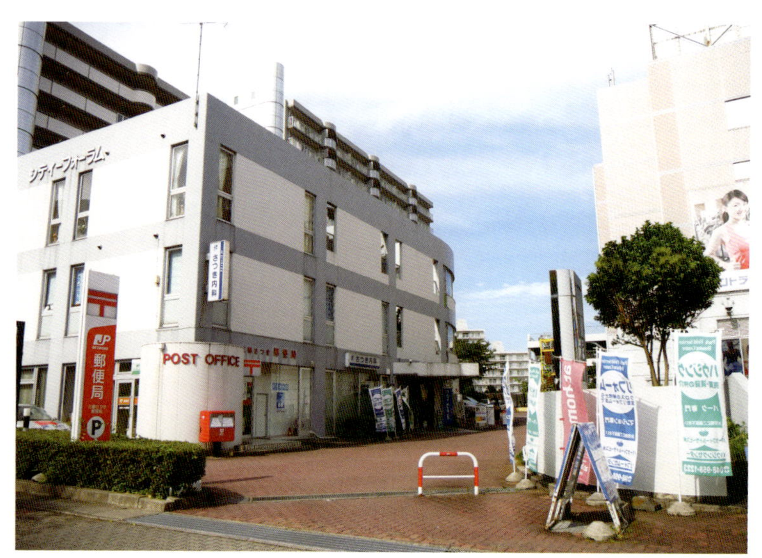

ここまでくると、当然な流れですが、若松歯科はコンサルタント業者を入れたことは一度もなく、医院のパンフレットすら制作したことがありません。

否定はしませんが、業者と契約を結び、一時的に他院との差別化をはかっても、隣の医院が同じようなコンサルを受けていれば、業者が儲かるだけです。

しかも、コンサルタント業者との契約を終えてしまうと、途端に何をしてよいかわからなくなり、不安の一途を辿るのが一般的です（まあ、それが彼ら業者の狙いなのかもしれませんがね）。

3割バッターでいこう『イントロ & インスト』使って！

あなたが今現在置かれている環境によっては、私の医院は夢物語に聞こえるかもしれませんが、仮にそうだとしても、本書に記載されていることは、ノンフィクションですから必ずお役に立てると確信しております。

簡単なことです。

前述したとおり、難しいことは、何一つ若松歯科では実行しておりません。

治療の流れは、当たり前のことですが、患者さんの主訴の聞き取りから始まります。

病状のない受診は保険診療の対象外ですので、患者さんの主訴はとても重要です。そして歯周ポケット等の基本検査の測定をし、ドクターが「歯周病」と診断することがスタートラインです。

歯科衛生士がＴＢＩをし、スケーリングをして、その経過をみます。再度ポケット測定して、改善が甘ければ、ＳＲＰを行う。単純な「歯周初期治療」の繰り返しです。

歯周外科処置は、ゼロではありませんが本当に稀です。つまり、厚労省が定めた手順どおりなのです。

違うのは『イントロ & インスト』の存在です。

イントロは、曲のイントロなどのイントロダクションの略です。つまり「きっかけ」です。患者さんと話をし始める「前フリ」です。

一方、インストの元は、インストラクションで、「教育」や「指導」の意味です。

簡単にいうと『イントロ & インスト』は、患者さんの気持ちを鷲掴みにしてから指導をするツールです。

話を３割バッターに戻しましょう。

「そんなのんびりペースでは、患者さんがこなくなってしまう」と思われる方が大半でしょう。ところが『イントロ＆インスト』を使って伝えるべきことを伝え続ければ、３割以上の方がキチンと来院し続けるのです。

前述のように、30％という数字は、最終的に残る患者さんの数を示しています。

正確にいうと患者さんの50％がトライして、20％が１年ほどで脱落し、結果30％が残るといえるでしょう。野球だって３割打てれば、立派な強打者ですし、スタートの時点で背伸びをせずに３割のほうがよいと思ってください。

なぜなら、今のあなたの医院でそれ以上の患者さんに対して「十分な対応が可能か？」を考えればわかることだと思います。

8 “女心と秋の空”を忘れずに！

前項でいう「十分な」ですが、歯科衛生士さんへの「配慮」も大切です。

女性は、環境の変化をとても嫌います。

少しでも今までと違うと、過剰に拒絶反応を示すスタッフがいるのも当然のことと思うべきです。

さらに日々の勤務で気持ちがのっているか？否か？も、とても大切なことです。

万が一、凹んでしまったりしようものなら、そこから立ち直るためには、相当なきっかけが必要になります。

残念なことに、キャリアを積んだ「できる歯科衛生士さん」の多くは、自分のスタイルをなかなか変えようとはしないでしょう。

そのためにも、「徐々に」がよいのです。

「少しずつ」です。

ですから目標値は、低く設定して３割でよいのです。

歯科衛生士さんにも負担を掛けることがなく、気がつけば地域医療に貢献している自分の姿にうっとりする、そんな素敵な日々を、彼女たちはあなたの診療室で過ごすことになるはずです。

半年後には、新しい歯科衛生士の醍醐味を堪能させてあげることができること間違いないでしょう。

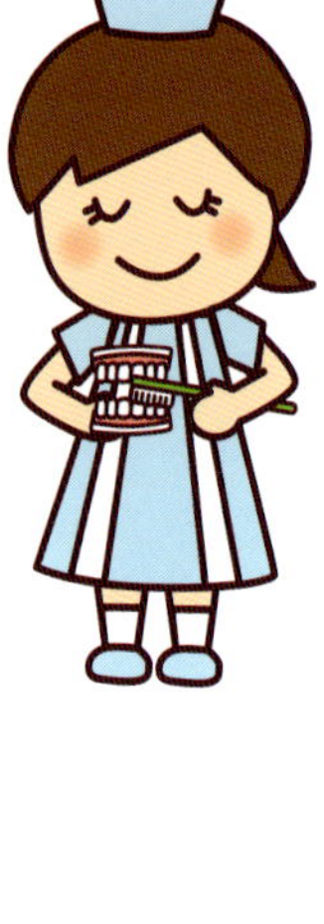

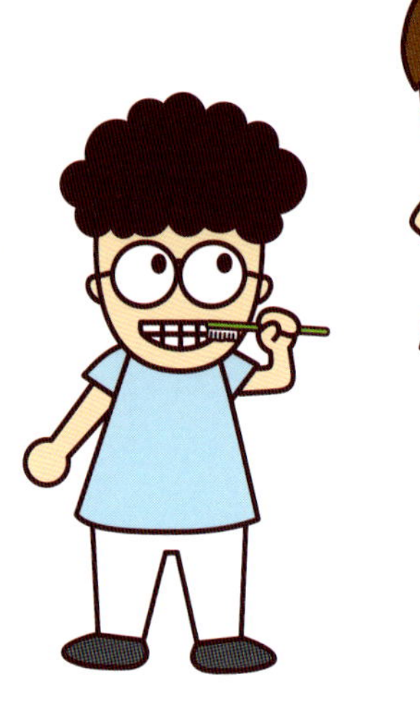

確かにスウェーデンでは、８割の国民がメインテナンスに通っていますが、そこを目指す必要はまったくありません。

万が一、８割を目標に「みんなでガンバロー！」と突き進むと、間違いなく挫折してしまいます。

あなたの歯科医院は、３割の患者さんが残ることで、十二分に強い歯科医院に変貌するはずです。

9 スゴすぎ！＜その１＞

『歯科塾 YOBOU』の塾生でもある、奈良県の柳原歯科医院のスタッフルームには、こんなことがホワイトボードに書かれています。

What do you think with this?
習慣
知識
継続
Euro DH会会長
Sweden DH 〃
イボンヌ・ニブロム Said
予防で一番大切なことは
TBI でも Scaling でも SRP でも ✕ ない
Kr.への『正しい教育』こそが
The most important thing!!
Continue to give to Kr.!
Dear. DH
Swedish Phd. Dr.マーロウ Says…
「本当のPMTCは 我々が考えるような直接的なカリエス予防効果よりも… むしろ、Kr.のモチベーションの強化や維持への効果が強い気がする」…と。
通常の場合、治療＝オフェンス、予防＝ディフェンス
×?×?×?×?×?×
治療＝ディフェンス（守備）
予防＝オフェンス（攻撃）
とにも角にも イントロ＋インスト
鉄則
① 忙しい〜を言い訳にしない!!
② 初めの3ヶ月は とにかく ヤル!!
③ Kr.に嫌味を言われても 凸凹むな!!
④ 信じる者は DH＋Kr.も救われる!!
⑤ 結果を期待しすぎない…10人中3人残ればO.K!!
病気でない＝健康＝要予防
病的＝病気＝要治療
Which you chose?

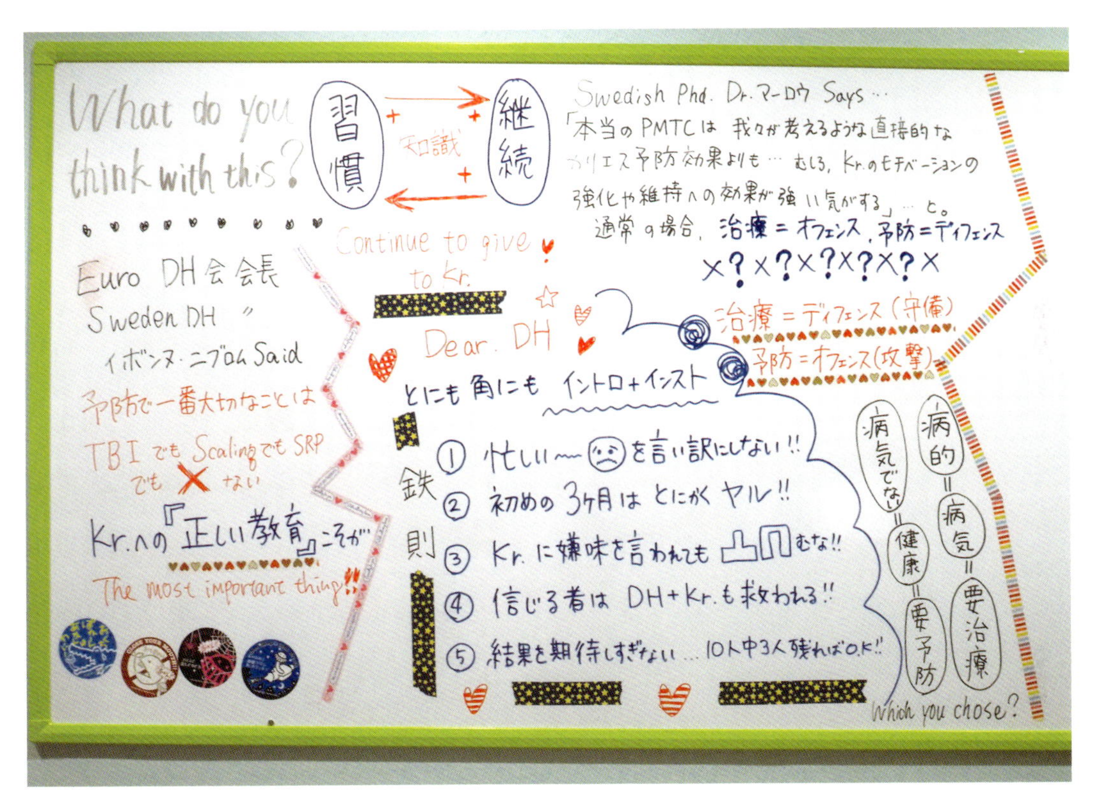

すごいボード！

実は塾長の私ですら、このボードを『歯科塾 YOBOU』のＳＮＳで見たときは、正直鳥肌が立ちました。

私が長年かけてやってきたことを、柳原歯科医院なら「数ヵ月でできそうだ！」と確信しました。

まず、ボードの左中段を見てください。

スウェーデン歯科衛生士会会長のイボンヌが、若松歯科医院にきた際にいっていた

「予防で一番大切なことは、スケーリングでもＴＢＩでもなく教育」

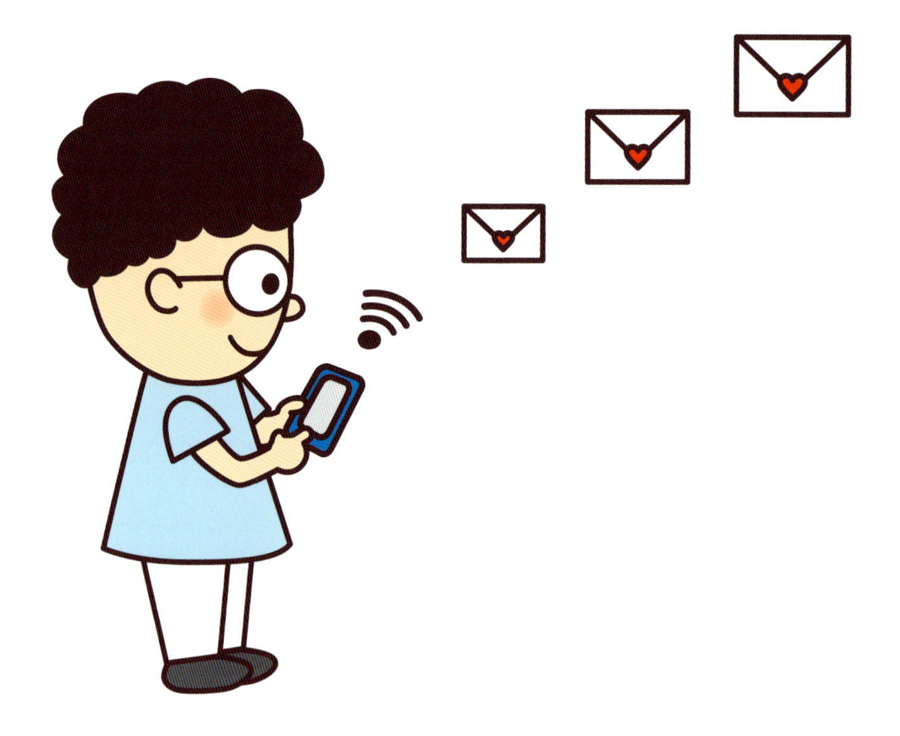

と明記されています。

これによって、歯科衛生士たちに「自分たちがやろうとしていることに間違いがない」ことを印象づけています。

さらに「知識がプラスされ続ける」ことで「継続を後押し」することが一目瞭然となっています。

一度だけの説明では、習慣は持続するはずもなく、自然消滅してしまいます。

これって、なんだか恋愛と似ていませんか？

月に一度しか会えない２人でも、「君は素敵だ！」「本当に可愛いね」とメールで言い続ければ、再会が楽しみになります。

残念ながら、私には80話のインストは作れても、３パターン以上の愛の囁きを持ち合わせていないので、その件に関しては他の先生をあたってください。

 10 スゴすぎ！＜その2＞

とにもかくにも『イントロ＆インスト』です！

私の場合は、インストを若松歯科医院でやり始めたとき、「いいからヤレ！」とだけいっていました。

幸いにも当院には、スタッフの中に「勘」の鋭い子がいて、新しいことを始めるときは、趣旨を彼女に十分に理解させ、まずその子にやらせていました。

そして彼女から「これは、うまくいきそうよ！」とお墨付きをもらうと、不思議と残りの歯科衛生士たちはスムーズにできるようになることがわかっていました。

当然、彼女には十分に説明をして「Go サイン」をもらってから、スタートしたのですが、他のスタッフに対しては、問答無用的なところも多分にあったと反省しています。

最終的に全員を底上げするという意味では、最初にやるべきことの一つとして、教えた内容を箇条書きにして、ボードに記載して「見える化」することは、スタッフにとっても院長にとっても必要不可欠なことだと、今さらながら思います。

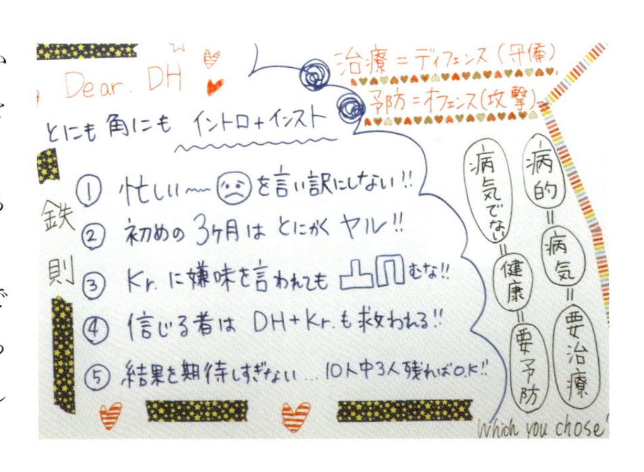

柳原歯科医院では、ボードの下段に書かれている①～⑤について「なぜなのか！」をキチンと説明をされているはずです。

しかし、それだけで全員が同様にできると思っていたら、大きな間違いなのです。

医院の全員が、統一された同じレベルで展開できてこそ、平等な医療を提供できるので、あとちょっとの努力を惜しまずにしてみましょう。

ですから、必要なのは「見える化」です。
中核になるスタッフに最初に理解させることに留まらず、いつも見える所にボードなどをUPしておくことは「士気」を維持するためにも必要なことなのです。

ここで教訓！

プライベートにおいても、家族や恋人が仲良く映っている写真を、ベッドルームやリビングに飾ることは、愛情を自己確認し継続させる意味でも、実は必要なことなのかもしれません。

11 スゴすぎ！＜その3＞

誰が何といおうが、私が柳原歯科医院のホワイトボードの中で一番感動したのは

『治療はディフェンス』&『予防はオフェンス』

という決め台詞です。

これほどの名言は、聞いたことがありません。実に素晴らしいです！

よくよく考えれば「治療」は、元来、これ以上悪くしないための防御策にすぎないのですが、これに気がつくドクターや歯科衛生士が一体どの程度いるのでしょうか？

私も、ボードに書かれた言葉を見るまでは、正直なところ、真逆のことを考えていました。

以前に柳原さん(奥様はドクターでも歯科衛生士でもないのです)から、Dr. マーロウの書籍をすすめられたことがありました。

その際、発明家の私は「他の先生の考えにシフトしていくことは、皆さんにとってプラスにならないので、予防に関しては極力読まないようにしている」と断ったことがあります。

後日、彼女の口からコテコテの大阪弁で「ほんま、せんせーとまったくおんなじことをいうてまんねん」といわれ、ちょっとご満悦な私でしたが、Dr. マーロウに補足させてもらいますと……。

Swedish Phd. Dr. マーロウ Says…
「本当のPMTCは 我々が考えるような直接的な
カリエス予防効果よりも… むしろ，Kr.のモチベーションの
強化や維持への効果が強い気がする」…と。
通常の場合，治療＝オフェンス，予防＝ディフェンス
×?×?×?×?×?×
治療＝ディフェンス(守備)
予防＝オフェンス(攻撃)
イントロ＋インスト

『治療は、ディフェンス！』『予防は、オフェンス！』

ですから、「与防は……う〜ん。与防はみんなのパラダイス？」(誤字ではありません。『歯科塾YOBOU』は、知識を「与」え全身疾患までも「防」ぐYOBOUです)。

すみません。蛇足でしたね。

「奈良に柳原あり！」で頑張ってください！

12 “いまどき、火鉢？”

『インスト』が、埼玉から遠く離れた地に飛び火して、その医院のエリアを徐々に変えていく……！

こんなことが全国で起きれば、若松流を公開した意味があるのです。
普通、成功している先生は、自分の手の内を隠そうとします。
なぜなら、隣の医院と差別化をはかりたいからです。

しかし、『インスト』は違います。
できるだけ多く医院が行うことで、住民が歯科医院に定期的に通うことの必要性を学び、どこの歯科医院でも『インスト』が「当たり前」になれば、そのエリアの歯科医院は、自然と強い医院に変貌するのです。

でも、焦りは禁物です。
『インスト』を使った教育で、周囲の環境を変えていくスピードは、本来とてもゆっくりです。
それは、じわじわと周囲を温めている「炭火」とどことなく似ています。
マッチ１本で爆発するガソリンと違って、炭は着火するだけでも、えらく時間がかかるものです。
ところが、炭は一度火がつくと、ゆっくりゆっくり、いつまでも燃え続けることができるのです。

歯科医院の経営面でも、同じことがいえるのかもしれません。
インプラントのように、爆発的な発火が期待できる自費治療とは違って、『インスト』は手をかざすと、ほんわかと温かみを感じる火鉢のようなものです。
しかしそれは、簡単に消えることはなく、わずかな労力で、炭を定期的に足すだけで、常に温まることができるのです。

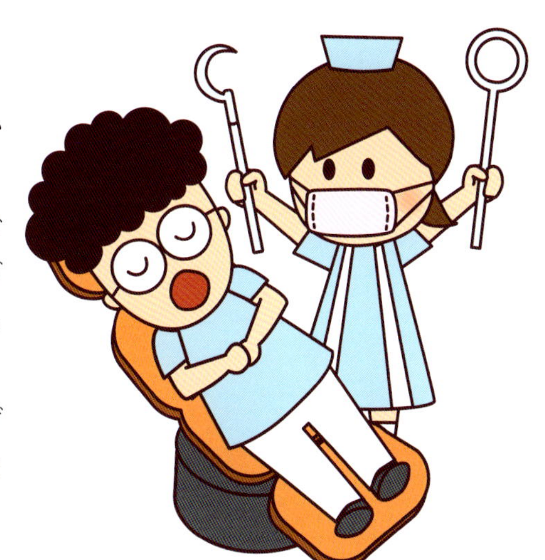

13 インプラントの前に……

実は何を隠そう、かくいう私も、数年前に時代の波に乗り遅れまいと、インプラントの講習会に幾度となく出席していた時期がありました。
「オール　フォー　ペイシェント！」といわれても、いまいちピンとこないながらも、休日返上で講習会に通い続けました。

その後、当たり前のようにインプラントに必要な器具機材をすべて揃え、医院を改築し、オペ室を作って、いざ始めようとした矢先のことでした。
「先生、私たちが頑張るから、インプラントやらなくていいよ！」と、歯科衛生士からいわれたのです。
もともと外科が嫌いな私が「やりたくねぇなぁ〜」とぼやいていたからかもしれませんが、歯科衛生士の言葉が神のお告げに聞こえ、以来、器具機材は、箱を開けることもなく眠っています。

そして、現在、オペ室は第２YOBOU室と名前を変えて、フル活動しています。
もちろん、私はインプラントに反対しているわけではなく、インプラントを行うのであれば、なおさら予防が必要ではないかと考えているのです。

インプラントを入れた患者さんであるからこそ、口腔管理をガッチリとやらなければいけないわけですから、歯周初期治療の繰り返しで済むレベルで、受診を勧告し続けなければいけません。
また、術者側としても、施術前の口腔内のレベルだけでなく、その経緯を知る上でも、術後も長期にわたるポケットの測定値がわかれば、これほどまでにありがたいことはないと思います。

50歳を超えた私は、今後インプラント施術一式は、おそらく生涯使うことがないと思われます。
もしどなたか必要な方がいらっしゃいましたら、破格値でお譲りいたします。
当院では、インプラントが必要な患者さんは、大学や他の先生に依頼していますので心配はご無用です。

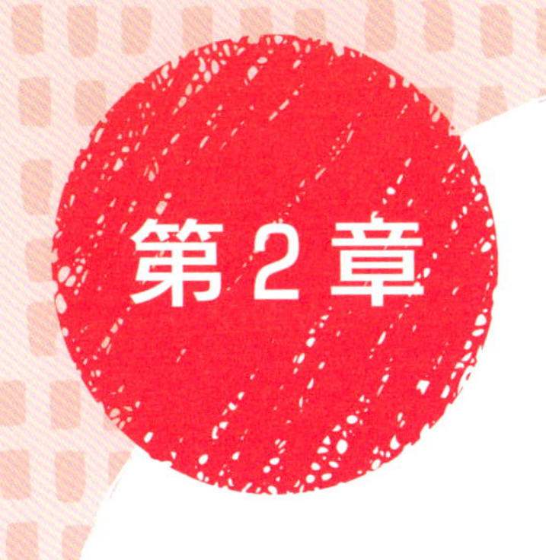

与防歯科のエースは『イントロ＆インスト』

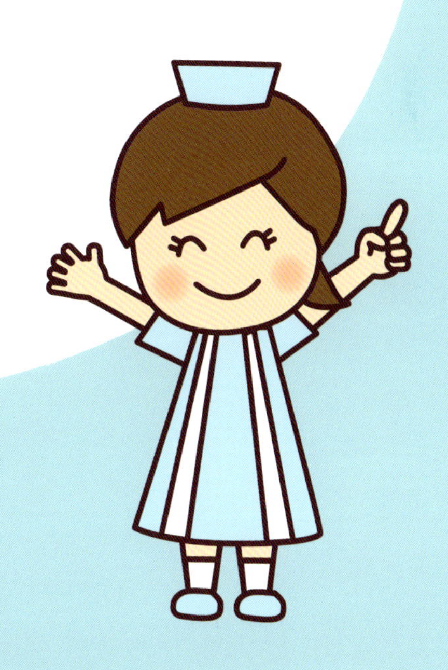

14 趣味は「のぞき」――患者さんの心をのぞこう！

『歯科塾 YOBOU』のＳＮＳのとある投稿から。

――今日も楽しげに歯科衛生士がインストしていたはずが……

患者さんが帰ってから、悲壮な顔で……

カエルの進化と退化の話をした後に患者さんから、

「私たち(有名宗教信者さんだった)の考えでは、進化も退化もないのよ。すべては神様からの贈り物だから」と、真顔でいわれましたと……

歯科衛生士は、まさかの返しに何もいえなかったらしいのです。

これからは、宗教のことも勉強したほうがいいですね、との結論に至りました(笑)

この書き込みをあなたは、どう読み、何を考えますか？

「あ～ぁ、こういう人、チョ～めんどくさい」

「だから、私はインストをやりたくなかったんだよ～」

「この手のことを真剣に話されると、辛いわ～」

おそらく、私を含め大部分の方の脳裏を前記のどれかが、かすめたと思います。

ところが、インスト初心者を卒業すると、患者さんから発せられる経験が豊かになってきますから、このような期せずして起きるハプニングにも、衛生“師”ならば、逆に腕の見せ所になるのです。

そこで、ちょっとだけ先輩面して、こんな書き込みを返信してみました。

皆さんは、今までその患者さんのことを、何も知らないままメインテナンスをしていたのです。でも、今日からは違います。

患者さんが、自分の生活を正直に教えてくれるようになった証拠です。

あなたが「歯間ブラシを使っていますか？」と聞いたときに、「はい！」と答える患者さんの中にも「ぜったいやっていないだろうな！」と思う人がいるはずです。

基本的に患者さんは、嘘をつくことがあるものとして接する必要もあるのですが、この患者さんは、あなたの医院を自分の生活の一部と認めたからこそ、本当のことを話してくれたのです。

もし通り一遍の問診や診療だけを繰り返していたのなら、絶対に知りえない患者さんの生活情報をのぞくことができたはずです。

これは、本当に素晴らしいことだと思います。

15 恋のレクチャーまで……

「ここの歯医者さんは、いいかも！」と思い始めた患者さんは、衛生業務中にさまざま話をしてくれます。

いきなり「ガンで乳房切除しました」と言い出した患者さんにも驚きましたし、「旦那がボケてしまって、壁にう○こを……」と言い出した方もおられました。

仲のよかったご夫婦だけに、奥さんの涙目にかなりショックを受けました。

まぁ、この程度はまだまだ序の口です。

私は背筋が凍る、もっとすっご〜〜いのを経験したことがあります。

それは「お腹の子が、旦那の子かどうかわからないのですが……」

「………」

さすがに、なんとコメントしてよいのかわかりませんでした。

もちろん、私の子でもありませんし……。

職場の話、学校の話、家庭の話など、本当に仲のよい人にしか話さないようなことを頼んでもいないのに話してくれます。

そういえば、高校生の男の子が、自分の彼女との仲を歯科衛生士に真剣に相談しているのを聞いたことがあります。

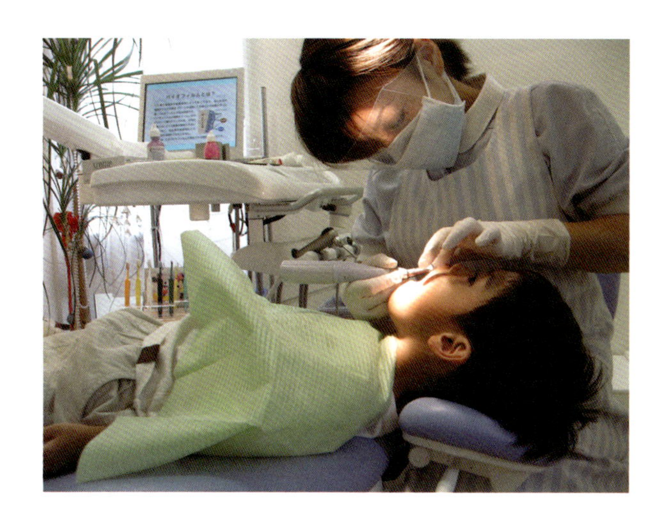

思い出すと笑ってしまいますが、「女性の心理」について、衛生“師”に高校生が手ほどきを受けていたのです(衛生“師”については74ページ参照)。

もっとも、私に聞くより正しい選択だとは思いますが……。

16 無駄話こそが大切！

『インスト』は、私たちを一般臨床で経験したことがない世界へ誘うのです。

初めは私もびっくりしましたが、これほどまでに歯科衛生士たちが、患者さんとスムーズにコミュニケーションがとれるようになるとは、思ってもいませんでした。

今では、私が口腔内チェックを行う際に大笑いしている歯科衛生士と患者さんに「えっ、なに、なに？　なに、笑ってんの？　おしえて！」といいながら、割り込んでいくのを逆に楽しんでさえいます。

何をいっているんだ。

「歯科衛生士は、駄弁ってなんかいないで、歯科衛生士としての仕事をきちんとするべきだ！」

と、一部の院長先生から一喝をされるかもしれません。

しかし、それは院長の作ったルールの中だけでの仕事を強制しているのであって、アポイントの時間を有効に使うことができる衛生"師"であれば、「大切な無駄話」は、経営上もまったく問題がないどころか、むしろ必要不可欠です。

もちろん、単に時間を浪費する無駄話は、前記には該当しません。

「大切な無駄話」は、むしろ患者さんの不満を受け止めるクッションになることも多く、若松歯科では相当な勢いでプラスに作用していると思われます。

「大切な無駄話」をリードするために、歯科衛生士さんたちの心得として、たとえどんなことをいわれても、

①「動じてはいけない」こと
②「患者さんを否定しない！」こと

この２点はしっかりと抑えておく必要があります。

これらができていなければ、『インスト』の中身をどんなに懇切丁寧に説明しても、うわべだけの一方通行になってしまいます。

つまり、『インスト』は単なる患者さん教育ツールではなく、歯科衛生士＆ドクターのためのコミュニケーション促進ツールでもあるのです。

17 井戸端会議に歯科の話を！

歯科医院内で患者さんとコミュニケーションが成立すると、社会的にはどのようなことが発生するのかを想像したことはありますか？

20万年前に出現したといわれるネアンデルタール人に、舌骨が発見されていることからすれば、その頃から会話をしていたと考えられます。

ならば、人類のコミュニケーションの歴史は、相当な年月があるわけです。

その中で歯科医院の悪評の蔓延と定着は、最後のたった30〜40年間に成立したにすぎないにもかかわらず、誰もがネガティブなイメージを持ちがちなことも事実です。

「高い！」
「痛い！」
「ぼられた！」
「痛くもない歯を削られた！」
「なんでもない歯を抜かれた！」……

私たちが、患者さんから直接耳にすることがなくても、風の噂で自然に入ってくるものだけでも相当数だと思います。

しかし、これらは、本来コミュニケーションがとれていれば、解決できたはずのものが大部分ではないでしょうか？

もちろん、人の噂というものは、ネガティブなもののほうが圧倒的に早く広まりますが、それに飲み込まれているのが、歯科界の現状であると思います。

「一部の心ないドクター」の責任にして、今後も自分は被害者であり続けることが正しいのでしょうか？

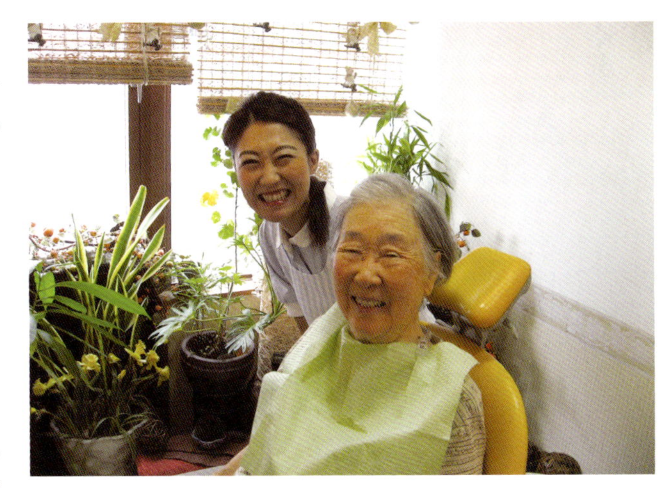

老若男女問わず、誰でも納得

ボチボチ「国民が喜んで街中で歯科の話をする」――そんな環境にシフトさせていきませんか！

18 今こそネガティブな風評を払拭する時！

実は『インスト』の狙いは、そこにあったのです。

若松歯科の周囲にファミレスがいくつかあり、私はそこでよく昼食を摂ります。

すると、大声でしゃべっているおばちゃんたちの会話の中に、若松歯科のインストネタが、チラホラ混ざっているのを小耳に挟むことはしばしばなのです。

「象の歯は何回生え変わると思う？」

「赤穂浪士と歯磨きの関係って知っている？」

……など。

『インスト』を受けた人しかできるわけがないトリビアな話を延々としており、笑いを堪えるのが大変なくらい、有頂天になって面白おかしく解説をしています。

そして、最後に「だから歯だけは、ちゃんとクリーニングに通ったほうがいいわよ！」と、一般人が一般人に口腔衛生指導をしているのです。

言わずもがな、どんな出来のよいパンフレットやホームページよりも、効果があることはおわかりでしょう。

井戸端会議の内容をネガティブな話から、ポジティブな話にいとも簡単にすり替えることが、『インスト』には可能であるということです。

歯科医院で指導した内容を、患者さんが自慢げに家族や友達に話せるものに変えてみませんか？

風評は、必ずしも悪いものばかりではないはずです。

順風満帆とはいかなくても、たまには自分たちで風を起こす努力が必要なのかもしれません。

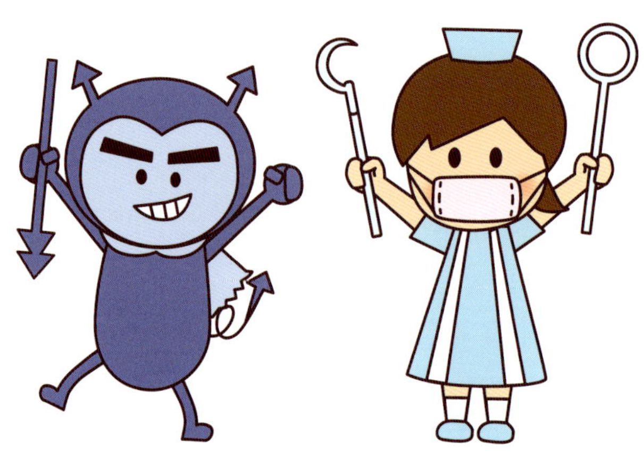

19 エビデンスを超えたところへ

しかしながら、自己の利益を追求しようと強引に風を起こそうとしても、うまくいくことはほとんどありません。

たとえば、自費の説明を患者さんにし続けたとしても、患者さんから家族や友達にそれらが正確に伝わり、滞ることなく「そよ風」として社会に吹き続けていくことは、きわめて困難です。

ならば、最初から正確に伝わらなくてもよいので、楽しい話を用意してあげるというのは、いかがでしょうか？

しかし、ここでネックになるのが、科学なのです。
とかく私たちは、エビデンスにこだわります。

確かにそれも大切ですが、『インスト』にもでてくるのですが、赤穂浪士の話が江戸の町中にどうして広まったのかを考えてみてください。

亡き君主に忠誠を誓った美談は江戸町民にとって、話す人も楽しく、聞く人にも無条件で面白かったのです。

そして、1703年のこの出来事が、今なお人気を博する理由に、科学的根拠は一切不要なのです。

多くのドクターや歯科衛生士さんは、患者さんに予防の話を始めると、やたらと細菌学的・免疫学的・病理学的・組織学的・解剖学的な話をしたがりますが、ここを見直す必要があると思いませんか？

よほどの高等教育を受け、しかも今現在の健康に危機感を持っている人以外の方が、私たちが６年間で得た知識についてこられると思いますか？

デンタルＩＱが高い・低いというラベリングは、単純に理解力や記憶力が高いか低いかであって、必ずしもそれが私たちの診療に役立つとはいえないことを、３年も臨床経験がある方ならわかっていると思います。

誤解していただくと困るのは、診断や治療、説明にエビデンスは、絶対に必要です。

しかし、患者さんに興味を持たせるために「それ」は、必ずしも必要ではない、ということです。

20 「厚生」とは何ぞや？

では、どうしてエビデンスがなくても成立するのでしょうか？

先ほど「江戸町民にとって赤穂浪士は面白かった」といいましたが、面白ければよいのでしょうか？

では、再び質問です。

あなたは「厚生」という言葉の本当の意味をご存知でしょうか？

意外と本当の意味を説明できる人は、ドクターであっても少ないと思いますが、それ以前にどうも、私たちはこの言葉をあまり好きになれませんよね。

監督省庁の名前だからという理由のみならず、年金問題など数々の不祥事を見れば、歯科医師ならずとうなずく方も多いと思います。しかし、今に限らずいつの時代も、親方日の丸に反旗を翻してもロクなことにはなりません。

むしろこの「厚生」という言葉が、とても素晴らしいものであることを認識し、逆に私たちはもっとこの「厚生」という言葉を利用すべきなのです。

さて、前置きはその程度にして、ウィキペディアや辞書で「厚生」をひくと「生活や身体を豊かにすること」とあります。

「なるほど。そのとおりだ……」と思った方が大部分でしょう。

では、さらに質問です。

常日頃「身体」を豊かにする治療を意識していると思いますが、「生活」を豊かにする医療を考えながら、あなたは診療をしていますか？

もっとわかりやすくいえば、あなたの存在で患者さんの身体だけでなく「日頃の生活がシアワセになる医療」を提供していますか？

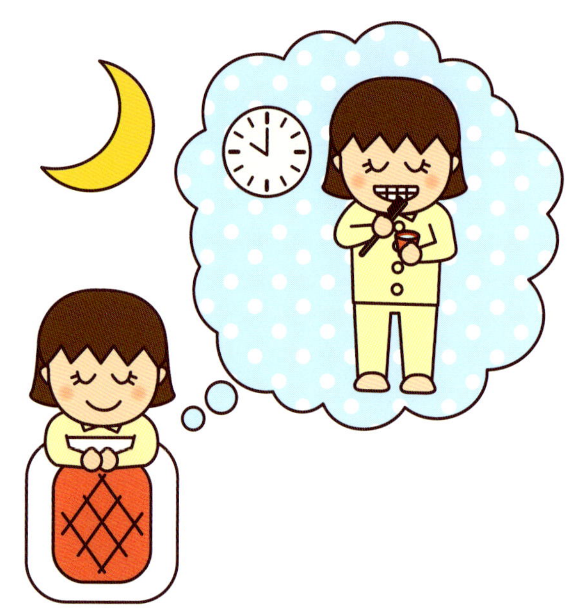

21 シアワセってなんだっけ？

ＱＯＬの向上は、かなり昔からいわれていると思いますし、私も反対はしません。

しかし「そもそも論」になりかねない次元の低い話かもしれませんが、以下の件について考えてみてください。

たとえば、欠損部に対して保険義歯よりも「金属床がいですよ」とか「インプラントがおすすめです」ということは間違っていないと思います。でも、本当の意味で、それらは患者さんにとって「豊かな生活＝シアワセ」につながるのでしょうか？

もしその患者さんが、歯周初期治療に真面目に通っていたならば、歯周病は悪化せずにいたはずです。そして、余ったお金で夫婦水入らず、半年ごとに贅沢な温泉旅行に行けたかもしれませんし、年に１度は、ぷらっと海外一人旅に行けたりするはずです。

これは、仮にあなたが患者さんだったとしたら、歯を失って最先端の自費診療で噛めるようになるのと、歯を失わずに余剰金でハワイに行くのとでは、どちらを望むのでしょうかという話です。

ちょっと、質問を別の方向からに変えてみましょうか。

あなたは患者さんの立場ではなく、いつものようにドクターとしての位置にいます。

では、自費を入れてくれた患者さんと、歯周初期治療のみで定期的に受診してくれる患者さんとでは、どちらがストレスを感じることなくお付き合いできますか？

もうちょっと、具体的に考えてみましょう。

ぷらっと入った居酒屋で、偶然あなたの患者さんに出くわしたとします。

すると患者さんから「せんせ〜、最近なんかイマイチなんだよね〜」と、こんなひと言が発せられたら……。

さて、この時あなたは、いろいろなことを考え始めると思います。ともすれば、この患者さんの顔を見ただけで、さまざまなことが脳裏に浮かぶと思います。

その時にあなたの脳裏には、どのようなことが思い浮かぶのでしょうか。

それでも私たちは、先端医療から逃げていてはいけないのです。

より良い医療を提供するために、そのベースとなることをキチンとやっていれば、少なくともあなたのストレスは、居酒屋を出るころにはゼロになっていると思います。

いかがでしょうか？

そろそろ私たち歯科医師も、患者さんの生活を豊かにする「厚生治療」という考えを定着させるべきだと思いませんか。

本当の死亡原因は“歯の病気”

もちろんそれは、お金のためだけではありません。

私たちの仕事は、患者さんの生死に直接かかわることは少ないように思われがちですが、まずそこから変えていく必要があるのです。

後の「10％カット」の項で紹介しますが、現在日本人の死亡原因の１～４位は、

1位：がん
2位：心疾患
3位：肺炎
4位：脳内疾患（2014年度）……となっています。

死因にう蝕や歯周病が出てきませんので、口腔内はナイガシロにされがちですが、もはや歯科医師の中で、そんな考えをお持ちの方はおられないと思います。

１位のがんについては、ロンドン大学のインペリアル校が、過去20年の疫学調査で、歯周病の有無が、口腔がん、食道がん、すい臓がん、腎臓がんの発症リスクに明らかな有意差を報告しています。つまり、口の中が汚い人は、ガンに罹りやすいのです。

脅しではなく、ガンに罹りたくなければ、歯石を取って歯を磨くことがよいようです。

さらに、歯周病菌が出す毒素が梗塞を引き起こすことは、みなさんの周知の事実です。脳梗塞や心筋梗塞になりたくなければ、歯石を取って歯を磨くのがよいわけです。

誤嚥性肺炎に至っては、いうまでもありません。

このケースも、歯石を取って歯を磨き、口腔内を清潔に保つのが一番なのです。

糖尿病との因果関係も、糖尿病⇒歯周病だけでなく、歯周病の患者さんが糖尿病を発症するメカニズムも解明されています。

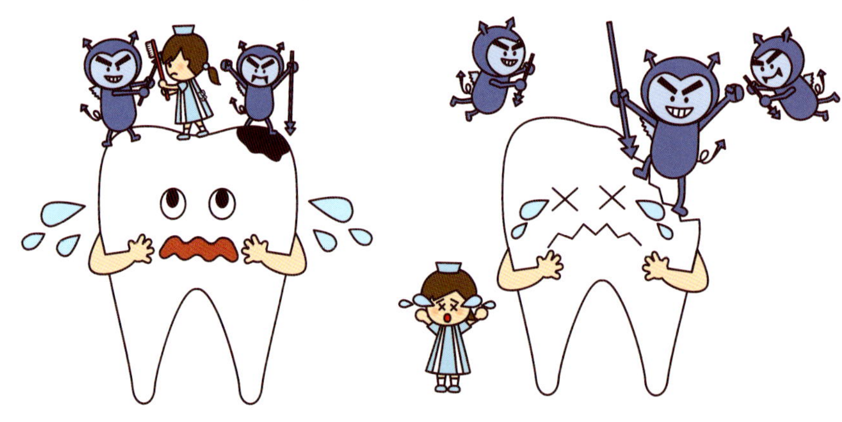

23 『与防』の取り組みを諦めてしまったらもったいない

よく「うちの患者さんは、この手のことが理解できない！」というグチをお聞きすることがあります。

本当にそうでしょうか？　確かに理解できない方が半数ほどいると、その人たちばかりが目立ってしまうのは事実です。

その結果、スタッフも萎えてしまい「知識を与えて病気を防ぐ＝与防なんて絶対無理！」と烙印を押してしまいがちですが、私が本書を通じて提案している内容のターゲットとなる方は、残り５割の中にいる目立たない普通の方々です。

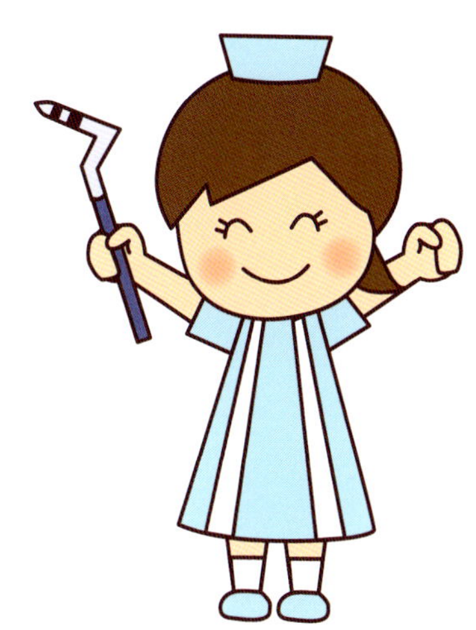

この方たちは、すでに自分の将来のために「毎月でもクリーニングに来たい！」と思っているのです。

前述した論文によれば、クリーニングを必要だと考えている比率は、46％もいるにもかかわらず、実際に実行している人は、わずか８％とのことですから、こんなにモッタイナイ話はないのです。

もちろん、自分の生き様を変えることに否定的だった54％の方の中から、突然180度転身する方も、気長に待ち続ければ、チラホラと登場します。

人生は、悲喜交々ですからね。

自分の身に直接「病」という災いが降りかからなかったとしても、どこかのタイミングで周囲の人間が重篤な疾病に悩まされることは、茶飯事です。

悲しいことですが、人はいずれ「死」を迎えます。

死を迎えてからでは遅いのですが、病気なった時こそ、生活の見直しと改善のベストタイミングなのです。

その時こそ「与防ワールド」へいざなうべきなのです。

残念ながらこの絶好のチャンスは、私たちにはわかるはずはありません。

しかし、あなたの歯科医院が、健康なときに「与防」の取り組みを諦めてしまっていたとしたら、本当にモッタイナイと思いませんか？

24 歯科で見立て違いは少ないはず

稀にこのような先生も、いらっしゃいます。

「病状がないのに、自分が勝手に来院するのですから、それは自費診療です」

このように決めつけてしまっているとしたら、それは国民を正しい方向にリードできていない証拠です。なぜなら、歯周病は「沈黙の疾患」といわれ、私たちの仕事は、診査&診断をすることに始まるからです。

申し上げたように0.1㎜の歯石が付着していれば、その先は磨けないはずですから、歯肉炎か歯周病になっているはずです。

それを「病」と認めないのであれば、とても大きな勘違いであり、まさにとんだ「見立て違い」といえるでしょう。

半年放置して、口腔内に炎症箇所が１箇所もない人が、何％いるのでしょうか？

もちろん、病気がなければ自由診療になりますが、歯肉の病気の有無に関しては、ない人を探すほうが圧倒的に難しいのです。

正しい診断と歯周初期治療の繰り返しが、幸せな未来を約束するであろうことを全国民にお伝えすることが、同時に私たち業界をも救ってくれるはずです。

「えっ、でも自覚症状がない方が受信したら、保険適応にならないのでは？」

そう思われる方も、いらっしゃると思います。

安心してください。そのための患者教育です。歯肉のわずかな色の変化や、微妙な腫れ具合の観察の仕方を患者さんに教えればよいのです。

人の目は、歯科医師であろうが一般人であろうが、見え方は一緒ですから、私たちに見えて、患者さんに見えないものはないはずがありません。

見えていても知識がなければ、健常と誤診してしまうだけです。だからといって「主訴はないけど３ヵ月たったから来院しました」では、保険の適応にならないはずです。

しかし、国民健康保険税を納め、色の違いなどをある程度の自己診断ができる人であれば、日本は、健康保険を利用して健康を手に入れることができる「素晴らしい国」のはずです。

ちなみにここでも、欲は禁物です。結果として、患者さんの10人中３人の方が「適切な見立ての能力」を保持すれば、それで十分なのではないでしょうか？

患者教育を自費に移行するためだけのものと誤解していたら、それこそが、見立て違いではないのでしょうか？

単純な「昭和の紙芝居」こそ必殺技

さあ、ここまでくると、みなさんの頭の中には「やったるでぇ！」があふれてきていると思います。

それと同時に、先ほど出てきた『お口の未来予想図』と『イントロ＆インスト』に対する興味が湧いてきていると思います。

ちなみに私は、美味しいものから先に食べる性格ですので、まずは若松歯科医院で最強の秘密兵器といわれるものを先に解説いたしましょう。

それこそが『イントロ＆インスト』です。聞きなれない言葉でしょうから、今一度解説しますね。

『イントロ』は、イントロダクションの頭４文字。
「曲のイントロ」というとわかりやすいのでは。「前フリ」とでもいっていいでしょうか。
『インスト』は、インストラクションの頭４文字。教える人をインストラクターといいますよね。つまり、教育や指導という意味です。

『イントロ』(前フリ)は後ほど説明するとして、『インスト』(教育)を先に説明します。

『インスト』は、簡単にいいますと、「紙芝居」と絵本の「読み聞かせ」が合体したようなものです。

ご存知のとおり歯科業界には、各社から説明用ツールとしてさまざまなものが出ています。中には、歯科医師の私が見て「なるほど！　そうなっているのか」と感動さえ覚えるものもあります。しかし一般の人には、どのように映るのでしょうか？

実は、歯科医師が「良しと思うもの」と、患者さんが「理解できるもの」には、相当大きな差があるのです。

ある時気がついたのですが、動画は残念ながら患者さんの記憶にほとんど残りません。情報量が多すぎるのです。

「あ〜、なるほど。そうなんだ！」と思った次の瞬間には、新たな情報が押し込まれてきます。つまり、私の経験では、実は昭和に戻って紙芝居方式が、患者さんにはベストだったのです。しかも、そこに説明する文章がすべて書いてあるちょっと変わったものです。文字入り紙芝居を歯科衛生士が、読み聞かせをするのです。

たったそれだけですから、簡単なように思われがちですが、本当は奥が深いのです！

『インスト』1／80の紹介！

ここまでくると、『インスト』の中身が気になると思いますので、早速お見せしましょう。
現在（2016年８月１日）までに歯科塾が制作した『インスト』は、全部で80話あるのですが、まずは１話目をお披露目いたします。

この『インスト』を行う前に患者さんには、まず「カエルには、歯があると思いますか？」という質問（イントロ）が出ています。
今回の『インスト』の１ページ目は、その答え合わせから始まります。
『インスト』は、43ページ〜50ページように、合計８枚の文字付き紙芝居で成り立っています。

２枚目にすすむと……。
咀嚼のことに触れていますが、内容は、きわめて単純な話で止めています。

そして、次のが３枚目ですが……。
絵や写真は、プロっぽくないものばかりです。その手づくり感が親近感を増します。
さらに、４枚目すすんでください。

残りは、４枚です。
ここでちょっと歯医者さんらしいことが出てきます。
今回が１話目ですので、最後のページではインストを行う意味も、さらりとお伝えしてあります。

インストの結末は、ほぼ毎回「ですから……歯周初期治療に通ったほうがお得ですよ！」になっています。

これが、延々80話続くのです。いずれ100話を超える日もくると思いますが、私たち歯科医院に与えられた使命である指導は、患者さんの生活に食い込むものでなければなりません。
インストが「与防」につながるゆえんです。
患者さんが、興味をもってこそ継続につながるのです。

実は・・・　どちらも正解です。

歯が有るカエルも、無いカエルもいます。

それでは……

どうして、歯が無くなってしまったカエルが、いるのでしょうか？

ヒントは・・・
カエルの**食べ方**に隠されています。

〔インスト〕01-１-１

患者さんに自分がインストを行う情景を思い浮かべながら、実際に読んでみましょう。
大切なことは、単に読み聞かせをするのではなく、「患者さんにいかにして参加してもらえるか？」です。
ただし、しつこ過ぎるとガードを固めてしまいますから、あなた自身がリラックスすることから始めてみましょう。

カエルは、口を開けた瞬間に
ベロが伸びて餌を捕まえ

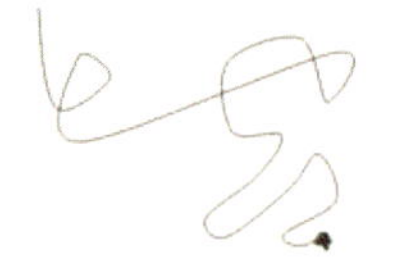

パクッと丸呑みをしてしまいます。

つまり……
獲物を歯で捕まえなくても
噛まなくても良いのです。

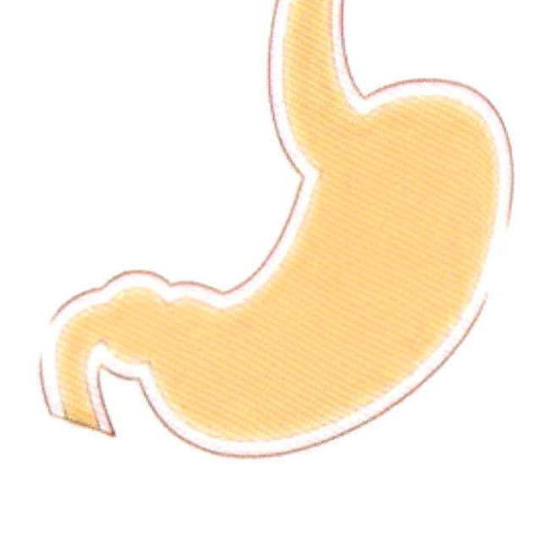

エサは、虫などですから
たんぱく質と脂質がメインです。

胃袋に入れてしまえば
消化されてしまうのです。

〔インスト〕01- 1 - 2

読んでいる部分を指で示したり、画面に書き込める環境にあれば、タッチペンでアンダーラインなどを引くことは、とても大切です。
ちょっとしたひと手間が、患者さんとの距離を縮めますよ。

生物が生き続けるためには
食べ物を手に入れることと…

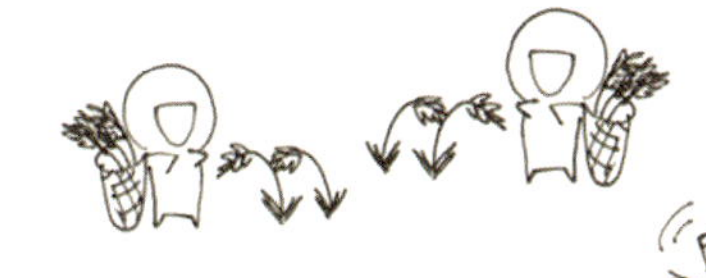

逆に食べられないように
することが大切です。

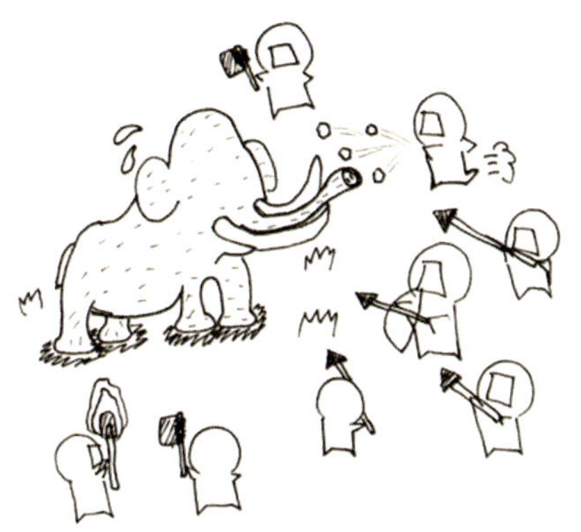

歯は、生物にとって大切な
武器でもあるのですが……

カエルは、歯を武器として
使う事は滅多にありません。

「カエルに噛まれて流血した」
なんて話は、聞きませんよね。

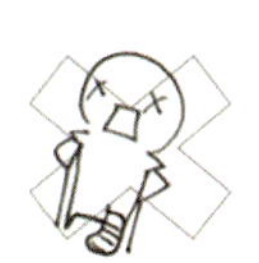

〔インスト〕01- 1 - 3

子供に話す時などは、ジェスチャーも大切です。
「医療従事者が、そんなことできない」と思ったあなた、よく考えてみてください。
大学や専門学校に在籍中に、媒体を使って患者教育の授業をしませんでしたか？
卒業すると、どうしてやらなくなってしまうのでしょうか？

カエルは、戦うことはせずに
ピョンピョンと 飛びはねて逃げます。

逃げるが勝

噛む必要が無く
武器として使わないのなら…

重い歯は、退化して
無くなった方が
好都合なのです。

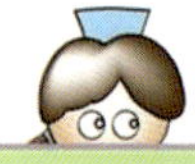

実は、歯を失った動物が
他にも、身近に居るわ！
さて、何でしょうか？

では、さらに質問です。

ヒトが、歯を失うと良くない理由は？

〔インスト〕01- 1 - 4

インストの中には、所どころでクイズが出てきます。
まさにコミュニケーションをとるチャンスですよね。
患者さんに合わせて、上手にヒントを出したりしながら楽しんでください。

その理由も…　食べる物と食べ方にあるのです

ヒトは雑食動物と言われていますが

主食はデンプンを多く含んだ 米・小麦などの穀物です。

この穀物を効率よくエネルギーに変える秘密が
ヒトの歯にあるので、歯はとても大切なのです

秘密のたねあかしの前に…

ヒトの歯の本数をご存知ですか？

01－1－5

〔インスト〕01-１-５

このページのクイズで、あなたはどのようなヒントを出しますか？
「歯は、上下左右の４箇所に同じ本数で生えています。つまり４の倍数です」
あるいは、鏡を渡して「右の下だけ数えてみましょうか！」と、実際に確認させるのも、コミュニケーションとしてはよいと思います。

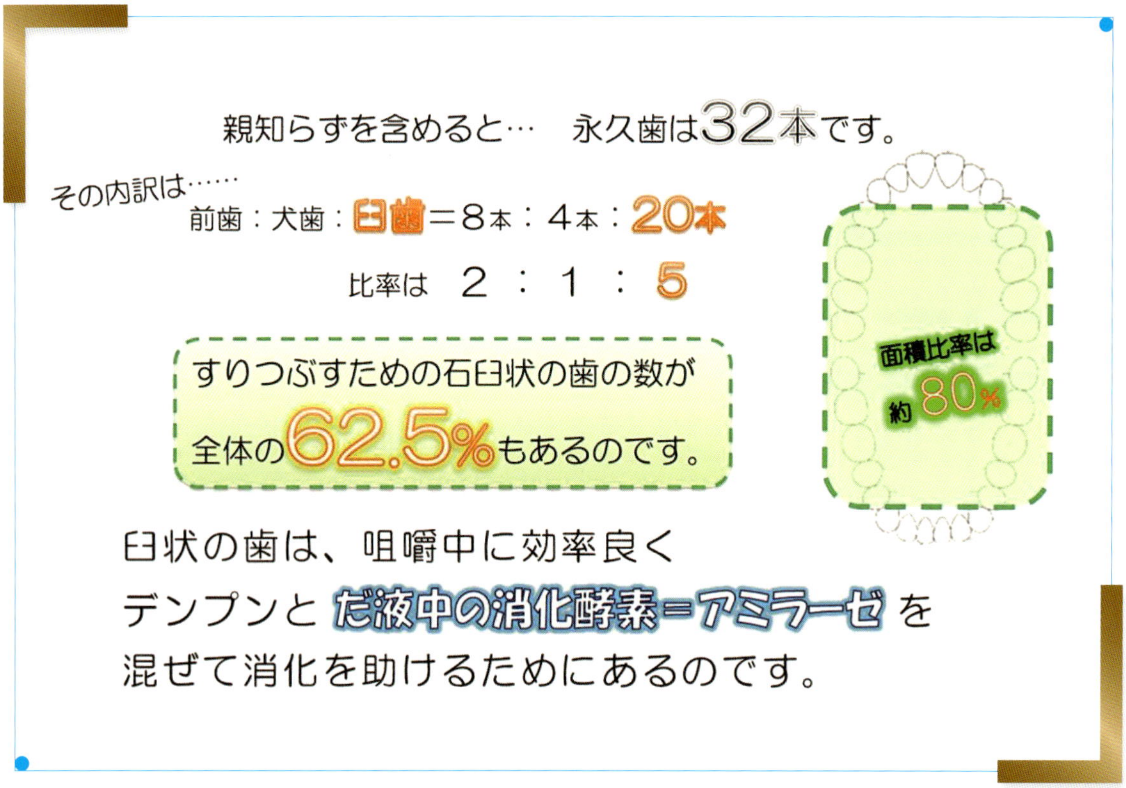

親知らずを含めると…　永久歯は32本です。

その内訳は……

前歯：犬歯：臼歯＝8本：4本：20本

比率は　2　：　1　：　5

すりつぶすための石臼状の歯の数が
全体の62.5%もあるのです。

面積比率は
約80%

臼状の歯は、咀嚼中に効率良く
デンプンと だ液中の消化酵素＝アミラーゼ を
混ぜて消化を助けるためにあるのです。

〔インスト〕01-1-6

さて、ココが問題なのです。私たち医療従事者は、どうしても数字や専門用語を教えようとしてしまいがちですが、患者さんの人生にとって、それらを記憶する意味は、ほとんどありません。難しいことはサラリと流して次にすすみましょう。

「ちゃんと　かみなさい！」
と言われる理由の１つは、そのためなのです。

そして・・・
大切な歯は、定期的なクリーニング
& 正しいブラッシングで
いつまでも守ることが出来るのです。

残念ながら……
すでに歯を失ってしまった人も、
これ以上歯を失わないよう 頑張りましょう！

〔インスト〕01-1-7

患者さんの生活や過去の経験に一歩踏み込むことができれば、インストは成功です。
「なるほど」とか「そうなんだ〜」が、患者さんの口から自然に出てくれば、大成功ですし、そこまでいかなくても、患者さんから感じとれる空気が先ほどまでの「痛いんじゃないか？」という恐怖感が払拭されて、笑顔になっていれば、インストの価値は実感できると思います。

カエルの歯の話しはさておき…
当院では、歯科疾患の大部分を
予防ができると考えています。

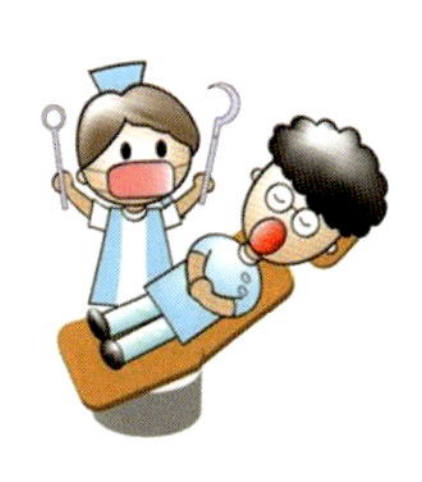

予防の原点は、**正しい情報を得る**ことです。
次に大切なことは、それらをご自身の生活に
うまく当てはめて**実行すること**です。

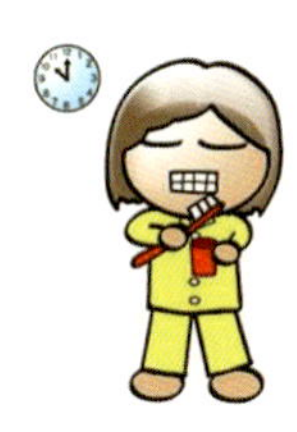

無理のない予防で**健康を維持増進**すると同時に
今後起こりうる**保険財政の危機をも救済**するために

皆様に 実現可能な予防をわかりやすく
噛み砕いてお伝えしたいと考えております。

〔インスト〕01-1-8

無関係なカエルの話から始まり、まさに起承転結が8枚の紙芝居で完結するのですが、「患者さんの健康＆強い医院の創造＆スタッフのヤリガイ」のために一番理解してもらいたいのは、やはり最後のページです。
となればここは、早口にならないように、じっくりと読み聞かせすることが大切です。
患者さんが、うなずくタイミングをあえて作るくらいが、ちょうどよいと思います。
指導を含めた衛生業務の大切さをしっかりと理解してもらい、笑顔で帰宅していただきましょう。

第3章

歯科医療の問題点はここにある

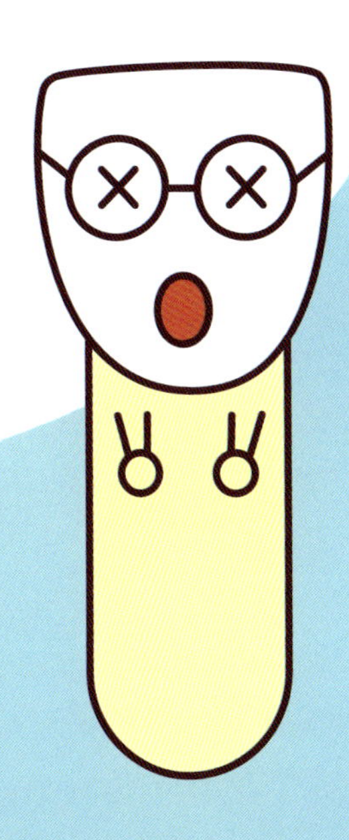

27 歯科界の大誤算に気づいて！

ところで、歯科業界が犯している過ちの一つに「指導と称して商品紹介をしている」ことがあると思いませんか？

インプラントや自費のセールストークを聞かされ、「指導しました。ハイ。お金ください」では、今の世の中で通用するはずがありません。

当然のことですが、良い材料と優れた技術のほうがよいに決まっています。

もちろん、自費の説明は必要ですし、怠れば説明義務違反になります。

ところが、それが毎度であれば、多くの患者さんは次第に嫌気がさしてきます。

いくつかある歯科の敷居が高く感じる原因の一つは、そこなのです。

それを回避して、「歯周病とは何ぞや？」「なぜむし歯になるのか？」を解剖学的・生理学的・組織学的・病理学的に教えたくなってしまうのも、「勘違いパート２」です。

患者さんは、歯学部の学生ではないのです。難しい言葉は、いらないのです。

そして最大の誤算は、業者がよく使う「他院との差別化」です。

市場の原理から申し上げる必要もなく、商売敵がやっていないことをすることで、顧客の確保が可能となります。

しかし、近隣の同業者が同じことをやり始めたら、差別化ではなくムダな投資になりかねないことに、皆さんは気づいておられるはずです。

仮に地域内のすべての歯科医院が導入した場合、ますます活性化がすすむ方法こそが「共存共栄」と呼べるものであり、それこそが『歯科塾 YOBOU』の狙い＝願いなのです。

そこで歯科塾では、共存共栄のツールとして『文字入り紙芝居』＝『イントロ＆インスト』をメインに紹介しています。

28 偏屈オヤジはいる

「それなら簡単だ！」と思われる方も多いでしょうが、侮ってはいけません。

私の経験では、正直な話100人中2～3人の患者さんが、インスト中に露骨に嫌な態度をとり出します。

偏屈 A「こんなのいらないから、とっととむし歯を治してよ！」

偏屈 B「こうやって、時間稼ぎをしているんだろ！」

そうです。何をやっても、反対する人たちです。

もし、この人たちに自分たちの熱い想いが打ちのめされてしまうとしたら、それはとても残念なことです。

「コッチハ、保険制度ノ存続マデモ考エテイルノニ、フザケンナ！」といえるわけもなく、とくに出鼻をくじかれると、歯科衛生士さんの士気が下がってしまいます。

「このような人たちに、どのように対処すべきか？」は、後ほどお伝えします。

実は、そこまで偏屈野郎ほどではないにしても、2人に1人の確率で、悲しいけれども「スルー」されていると思ってください。

そもそも人の気持ちや生活リズムを、そう簡単にコントロールはできないものです。

でも、それでよいのです！

患者さんが100人いたら、半分の50人は同意してくれます。

そして3～6ヵ月の間は、なんとかついてきてくれるはずです。

その人たちが、折れそうな心の支えになってくれます。

あとは、その50人の内の30人が継続してくれさえすれば、あなたの医院だけでなく、世の中がよいほうへ少しずつ変わるはずなのです。

なぜ社会がよくなるのかも、後ほどお伝えします。

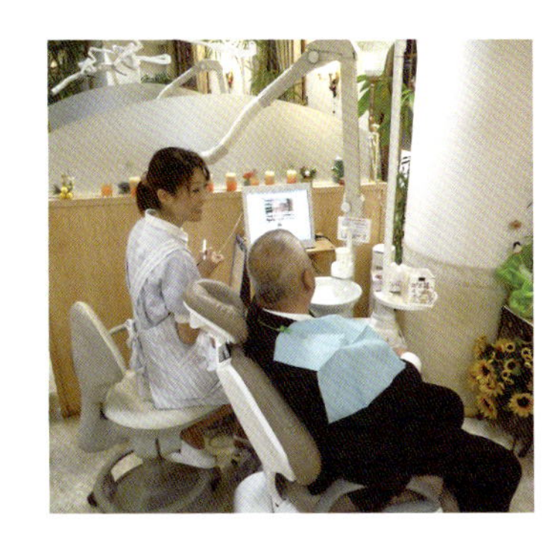

とにかく、30％の患者さんを定着させることを目標にしてみてはいかがでしょうか。

それが継続できれば、私が感じている「歯科医師になって本当によかった！」を、あなたも共感できる日々が続くはずなのです。

ちなみに写真の方は、インストのよき理解者です。個人情報保護のため背中からの写真ですが、オオモノです。

29 歯科医師の本当の喜び

では、「よかった！」とは、何がよかったのでしょか？

医療従事者としての喜びは、痛みからの解放や咬合の回復だけでしょうか？

「若松歯科の患者さんは、みなさんニコニコしていますね！」

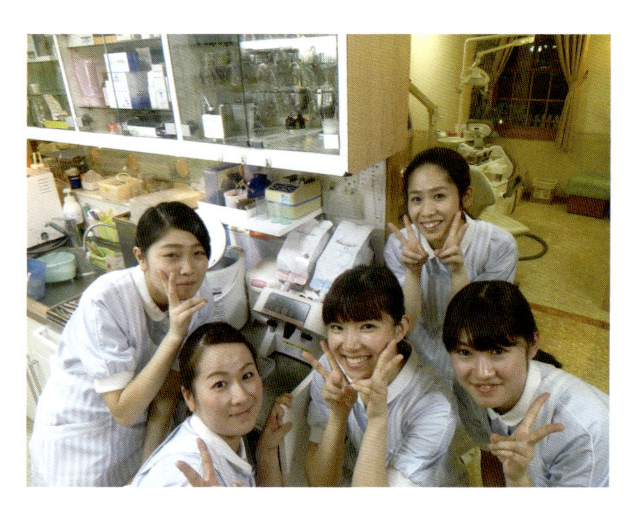

いつも元気！

ここ数年、当院に見学にいらしたドクターやスタッフの方々から、たびたび聞かれる言葉です。

そうなのです。歯周初期治療だけの患者さんは、自分の状態を完璧に把握しており、この先の治療内容も治療費用も、だいたい想像ができています。

つまり、来院に不安がないのです。

当然、処置するドクターも歯科衛生士も、患者さんに回復を100％約束できるために笑顔で対応ができるわけです。

もしあなたが、自費中心の診療スタイルを目指しているのなら、この笑顔がなおさら必要なことです。

強い医院が構築できれば、ゆとりを持って患者さんにとって本当に必要な診療をすすめることが、趣味の範囲でできることでしょう。

経営のために無理やりインプラントを推奨する必要性は皆無となり、オールマイティーなあなたは、すべての歯科医師の憧れの的になるはずです。

無論、患者さんやスタッフからも信頼される日々が続くのですから、これ以上に何を望めばよいのでしょうか。

30 プライスレスで、医療従事者としての喜びが得られる

今の若松歯科医院では、歯科医院にありがちな独特な緊張感はなく、嫌なタービン音はあまり聞こえないのです。

肉体的にも、精神的にも、経済的にも、苦痛のない空間でさらに将来の不安を取り払ってくれる場において、患者さんは緊張することがありませんから、院内には笑顔があふれています。したがって、院長の私としても、よいことだらけですから、笑顔が自然にこぼれてしまいます。

もし近隣に歯科医院ができたとしても、経営に不安を感じることはなく、笑顔で無理のない診療ができますし、先ほど申し上げたように、保身を理由に自費をすすめる必要もないのです。もちろん、説明義務はありますので、自費の説明は必要不可欠ですが、患者さんサイドに立ったベストな提案が嘘偽りなくできます。

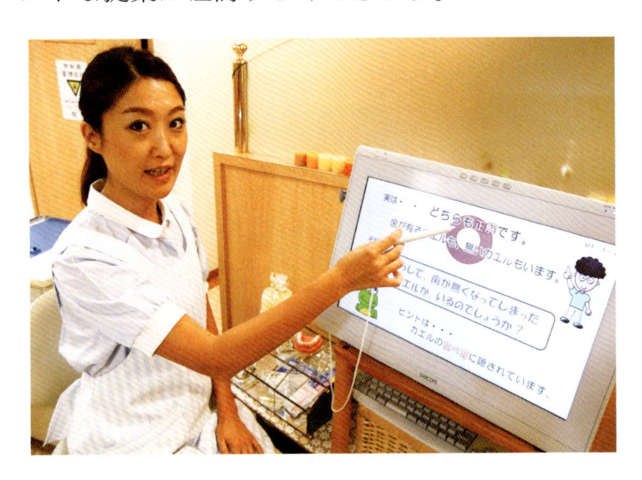

そのような院長の下で働くことは、医療従事者としては何よりも嬉しいことであり、スタッフが職場を大切にしてくれます。

そうなると、スタッフが簡単に辞めてしまうことはまずありません。

辞めない理由は、院長の存在以上に、もっと大きなものがあるからなのですが、それも簡単にクリアできてしまいます。

では、地域のみならず人間社会におけるあなたのポジションはどうでしょうか？

患者さんやスタッフから信頼されながら、安心して医療を提供できるとしたら、それこそがプライスレスな喜びなのです。

31 手前味噌の素材！

当院が独自の『YOBOU ＝与防』という考えにシフトしてから、10年足らずで、歯周初期治療のみで来院する患者さんが、月に700人を上回る状態になっています。

まさに自他共に認める「強い歯科医院」になったと思います。

ところが、傍から見ると「あっ」という間に成長したように見えるらしく、多くの先生からひどく羨ましがられることも多々あります。

ここで一つ申し上げておきたいことは、たとえ隣の芝生が青く見えたとしても「立地は与防には無関係である」ということです。

事実、私の医院は経営破綻に陥ってしまった某医院の跡地にあり、前院長の所有物は何一つ残さずに、不動産の権利だけを銀行から購入し、ゼロから新しく若松歯科医院を立ち上げたのです。

売買に関しては、映画が１本できそうなほど、歯科医師の私には未知の出来事の連続で、それらを乗り越える苦労ははかりしれないものでした。

もっとも、そこに幸運にも絶対的な信頼を寄せる人物の存在があったから成立したのであって、あまり後輩には真似してほしくない危ない橋を、いくつか渡ったのも事実です。

まあ、その話は、今回皆さんにお伝えすべき内容とかけ離れていますので、またの機会にいたしますが、いずれにせよ、世の中の厳しさを目の当たりにしたために、その後は、配りすぎるくらい多方面に気を配りながら診療を行っていました。

あの時の苦労が、逆に幸いしたのだと今さらながら思われます。

とにもかくにも成功の鍵は、物件の良し悪しではなく、何よりも『与防』という考えが医院の主幹にあったからといっても過言ではありません。

何度もいいますが『与防』は、誤植ではありません。
予防ではなく『与』防でよいのです。
『与える＆防ぐ』と書いて与防＝ YOBOU です。

次項では、与防が医院に何をもたらしたのかを紐解いていくことにします。

 脳内麻薬――保険診療で患者さんに喜ばれる瞬間

ところで皆さんは、日頃、保険医として地域医療に貢献していると思います。
しかし、健康保険はあまりにもシバリが多く、挙句の果てには、将来破綻が懸念されています。

そんな保険診療に見切りをつけて、自由診療で勝負する自信はお持ちですか？

いえいえ、先生の腕をお聞きしているのではありません。
おそらく、私を含め多くの先生方は、国民に安心・安全・安価な医療を提供する喜びを捨ててまで我が道を貫くことができず、「割が合わないな〜」と思いながらも、夜遅くまで働いていることと思いますが、いかがでしょうか？

たとえば、おばあちゃんから、
「ほんま、先生は、神様みたいだわ！　なんでも噛めるし、保険でこんなにしてもらってありがたいわ〜」
といわれたことのある先生は多いのではないでしょうか。
悲しいことに、私たち歯科医師の脳内には、そのような声を聞いた瞬間から、脳内麻薬が分泌されてしまい、しかもその作用はジスロマックのごとく、少なくとも１週間は体内に停滞するために、諸外国の１/３の価格でブラボーな仕事をいとも簡単にこなしてしまうのです。
それは、けっして自分にとって不幸なことではなく、可能であれば翌週も患者さんから言葉のご褒美をもらいたく、切磋琢磨の日々が、私たち保険医の日常になっている事実を否めないはずです。

無論、自費と保険ではいわずもがな「雲泥の差」があることは、歯科医師である私たちが一番よくわかっています。
ところが「あぁ、この患者さんに保険をすすめて本当によかった」と思う瞬間があるのはなぜでしょうか？
このようにツジツマが合わないジレンマの連続を己の生業としているのですから、歯科医師とは、不思議な家業です。

33 もう耐えられない！

しかし、森羅万象に限界というやつは、必ず存在します。
保険制度も例外ではありません。
支える分母が大きい時代はよかったのですが、「高齢化＋高額医療」の結果、今や大変な状況に片足を突っ込んでしまっています。
何が大変かというと、2014年度の国民の総医療費は、いくらだったと思いますか？
答えをご存知でない方は、自分なりに考えてみてください。

では、ヒントを差し上げましょうか。
防衛省の年間予算が、約５兆円です。
さぁ、国を守る予算の５兆円と国民の総医療費の比較、ハイ＆ロークイズです。
答えは、総医療費の圧倒的勝利！　なんと40兆円なのです。
私も、最初に聞いたときは、額が大きすぎてピンときませんでした。
その中で歯科の医療費の総額は、全体のわずか７％程度ですから、低迷が続く歯科業界の中にいると、40兆円はまったく理解不能な数字なのです。

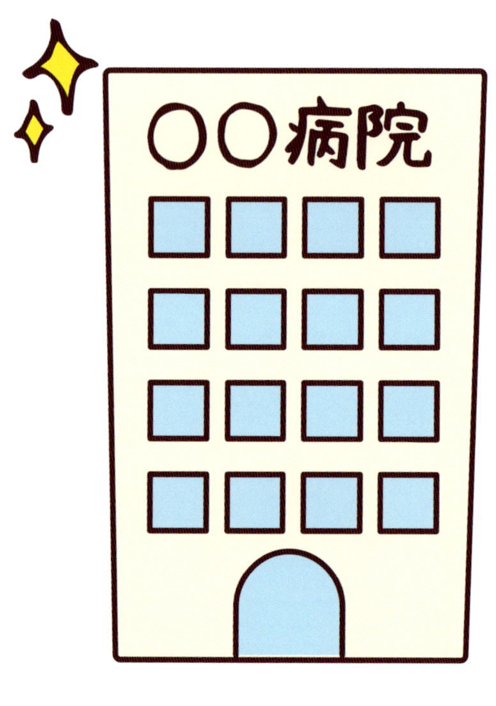

総医療費　40兆円
（歯科医療費　７％）

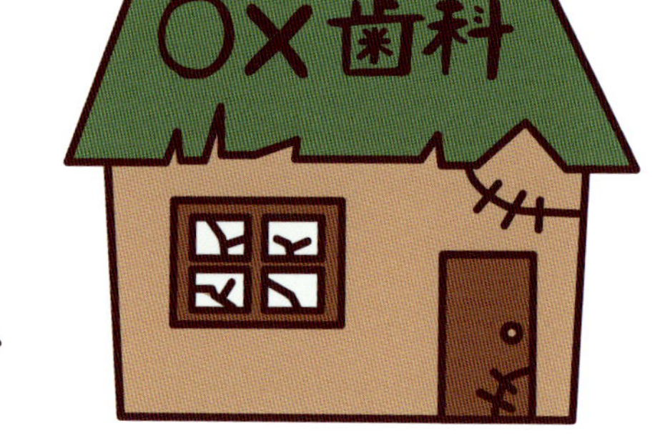

34 医療費を10％カットで……

それでは、話を変えて再度質問です。

日本人の死因を、１～３位まで上げてみてください(すでにこの話しはご紹介していますよ)。３つすべて思いつかない人は、自分はおそらくこの疾病で倒れるのではないかと思われる病名を想像してください。

はい。トップは「がん」ですね！

そして２位が心疾患。３位は去年から繰り上げになって肺炎らしいです。ついでに４位が脳内疾患となります。

当たり前の話ですが、人は必ず死ぬのです。

だからといって、医療費を年間に40兆円も使うのが当たり前なのでしょうか？

膨大な医療費は、すべてに不幸をもたらしていませんか？

たびたび行われる点数改正で、保険医を始めてから増点を実感できた先生はいらっしゃいますか？

実感しろというのが、所詮無理な話なのです。

分母が減って、分子が増えているのですからね。

では、もし歯科・医科問わずすべての種類の疾患において、10人ずついる患者さんが、９人に減ったとしたらどうなるのでしょうか？

命を奪うだけでなく、時間も財産も奪う重大疾病である「がん」や「心疾患」、そして肺炎や脳内疾患の患者さんの10人に１人を、未然に防ぐことはできないのでしょうか？

これからは、私たち歯科医師に、今までと違った使命が課せられるのです。

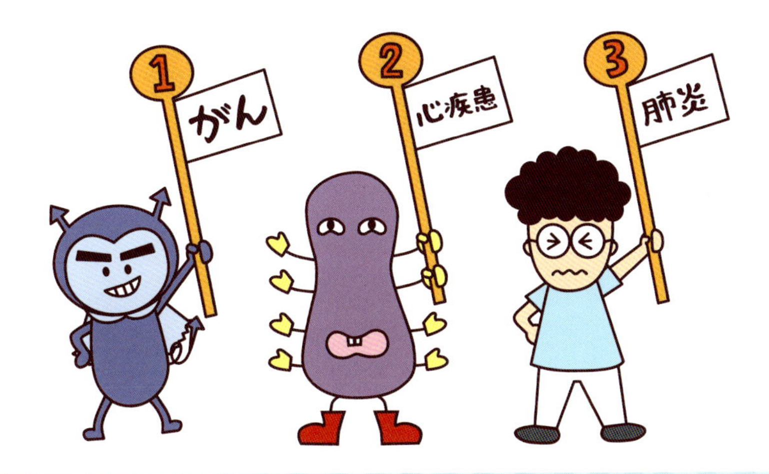

35 健康保険システム崩壊の危機

ピンときた方もおられると思いますが、いきなり10%の患者さんが減り、４兆円も総医療費が減少したら、社会は大変なことになってしまいます。

おそらく経営が成り立たなくなる病院が大部分でしょう。

そこには、警備員・清掃員を含めすべての従業員の生活がかかっています。

医療費の１/３が税金で賄われているとはいえ、金は天下の回り物ですから、従業員の所得税も国の財源であることには違いないのです。

しかし、生産者人口が減少することが避けられないわが国において、増え続ける医療費は、医療の質を低下するどころか、世界に誇れる日本の健康保険のシステムを崩壊させるとさえいわれています。

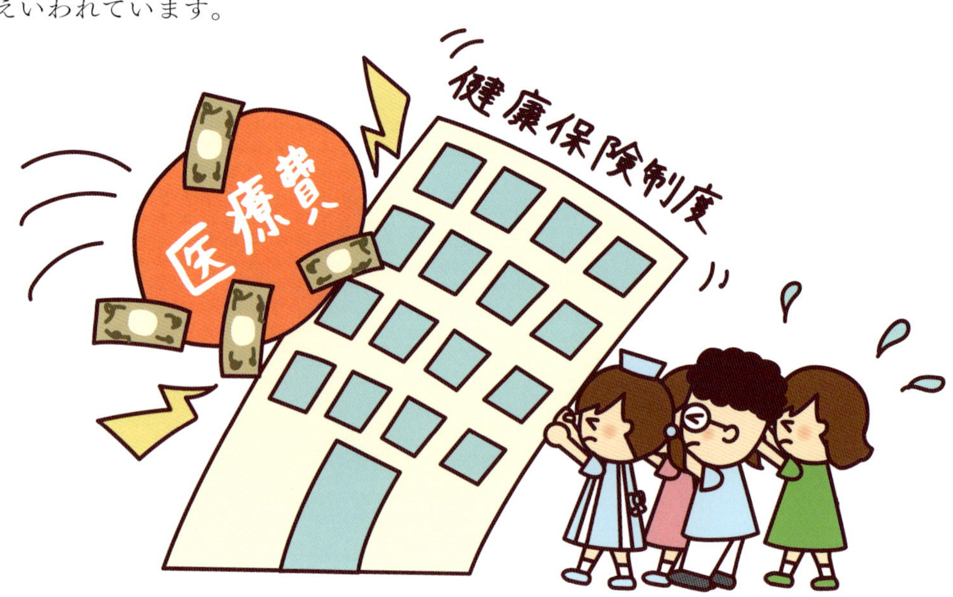

そういえば、介護保険がいつから制定されたか覚えていますか？

2000年にスタートした介護保険は、医療と介護を切り離して、新たな別の集金システムを作ったわけです。

しかし、医療費総額は膨らむ一方ですから、これ以上国民を騙すことは不可能な状況なのです。

このまま指をくわえて、成り行きに任せていてもよいのでしょうか？

やはり、徐々に予防が浸透して、じわりじわりと患者さんが減るしかないということになりませんか？

36 保険適用の複雑なカラクリ

予防が大切といいつつも、保険医療の現場でそれが実行できない理由をご存知ですか？

わかりやすいように、歯科におけるクリーニングを例に、保険適用について考えてみましょうか。もしも患者さんが「クリーニングだけをお願いします」といってきた場合は、どうなりますか？

答えは、保険適用外、つまり100％自費診療になりますね。

ここで首をかしげている方は、以下をしっかりと読んで頭に叩き込んでください。

健康保険の適用を受けるためには、まず患者さんからの主訴があり、それに伴って歯科医師による歯周病か歯肉炎の診断が必要になります。

どんなにキャリアがある歯科医師でも、診断するためは、見た目だけでなく根拠が必要です。つまり、歯周ポケット等の測定をしないと、保険の適用にはならないのです。

このルールは、厚労省が作っているものですから、どんなに腕の立つドクターであっても、国内では逆らうことはできません。

しかも、クリーニングという保険用語はなく、歯科医師が測定値などから判断し、歯周病と診断した場合にかぎり、口腔衛生指導やスケーリングを初期治療として健康保険のルールの中でできるのです。

医科においても、がん、心疾患、肺炎ではない健康な人に対して、将来発症するかもしれない疾患だからという理由で、健康な人に健康保険の範囲の中で疾病に対する指導を行うことは、できないのです。

「ドクターによって病気と診断されて始めて保険医療となる」のが、今のシステムだからです。

そうなると、健康な方が疾病予防の指導を受けることは、健康保険では不可能となるのです。もっとも健康な人は、用もないのに病院へは行きませんが。

実はそれこそが、私たち歯科医師にとってむしろチャンスなのです。この時点で、自分たちが何をやればよいか100％イメージができた方は、発明家の素養があります。

では、ヒントをひとつ。ギネスブックに掲載されている世界で一番多い疾病名は何でしょうか？

そうです。歯周病ですよね。

37 スウェーデンのもくろみ

予防歯科先進国・スウェーデンの取り組みについて簡単に説明しましょう。

スウェーデンでは、驚くことに19歳まではインプラントも矯正も無料です。

しかし、20歳以降は日本の約３倍の医療費がかかります。

所得の６割が税金の国ですから、もしもむし歯や歯周病になったりすると、家計は相当なダメージを受けるのです。

すると、国民は考えます。

「自分の生活を脅かす疾病からどう身を守るか？！」

あなたならどうしますか？

そうです。『予防』です。

医療従事者のあなたは、初めから予防の大切さを理解しているから、何の迷いもなく予防を選択したのです。

しかし、それは青春の貴重な時間を歯科医療の知識取得に費やしたがためになせる技であって、一般人に理解をさせるのは、とても難しい話です。

でもチャンスは、あるのです。

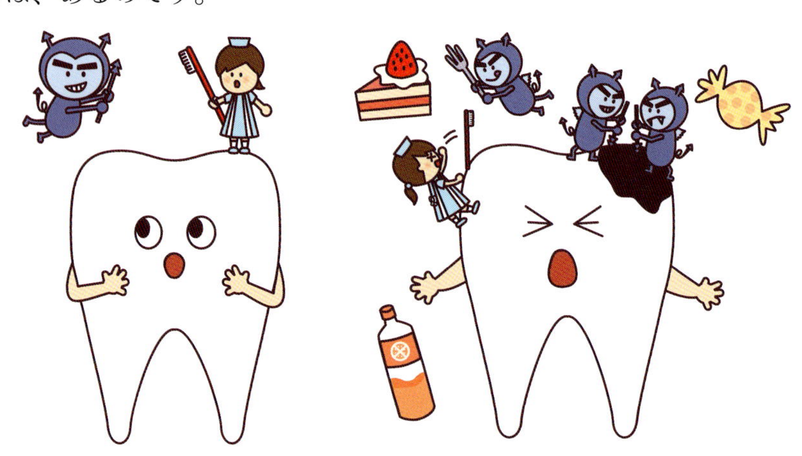

何色にも染まっていない子供の頃に、定期的にクリーニングで歯科医院に通うことがスタンダードであることを、インプットしてしまうのです。

北欧は、もともとバイキングの民族ですから、家族愛は非常に強く、子供の健康と将来にとても関心があるので、親は、子供たちをしっかりとガードします。

「何が正しくて、何がよくないのか」を親が理解していて、家族ぐるみで子供を守るわけです。

38 スウェーデンの比較実験とは……

もちろん、スウェーデンが最初から「予防歯科にウエイト」をおいていたわけではありません。

東京オリンピックが行われた1964年頃は、まだ日本とさほど変わらないむし歯の多さでした。

しかし、ある実験データから、国策として予防歯科の取り組みが行われるようになったのです。

今では倫理上問題視されてしまうであろう実験の内容は、以下のとおりです。

ある子供たちを２つの集団に分けました。
集団Ａには、何もせずに定期検診を続けました。
集団Ｂには、こまめにＰＭＴＣ＝機械的歯面清掃を行いました。
４年間これを続け、集団Ａには平均15箇所のむし歯が発生しました。
では、集団Ｂはどのような結果になったのでしょうか？
実は、平均たったの１箇所だったのです。

この実験のどこに問題があるかというと、対象となった子供たちはすべて自分で歯を磨くことができない障がい児だったそうです。

しかし、この結果からプロフェッショナルな知識と技術を持った人間が、専用の機器を使って定期的に歯を磨くことで、むし歯のリスクが激減することが証明されたのです。

当然のことながら、プラークの付着を激減させるという意味において、歯周病予防にも適応されるため、これを基点としてスウェーデンは、予防歯科先進国として世界をリードする存在となっていったわけです。

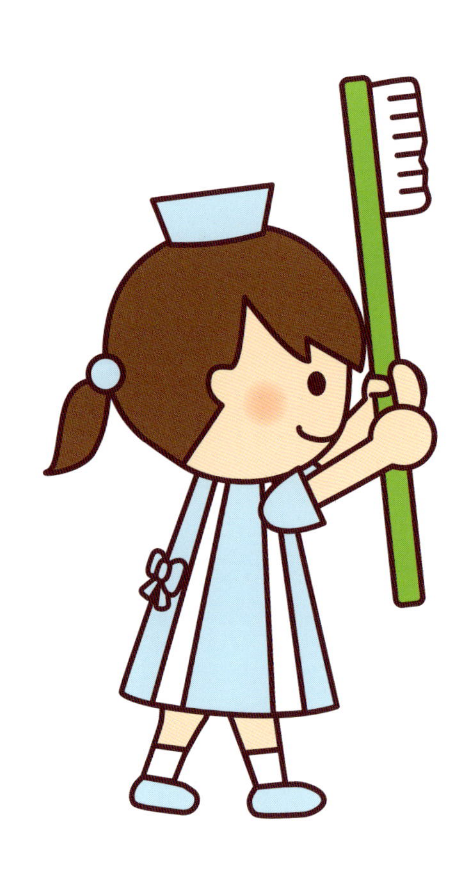

第4章

強い歯科医院になる方程式

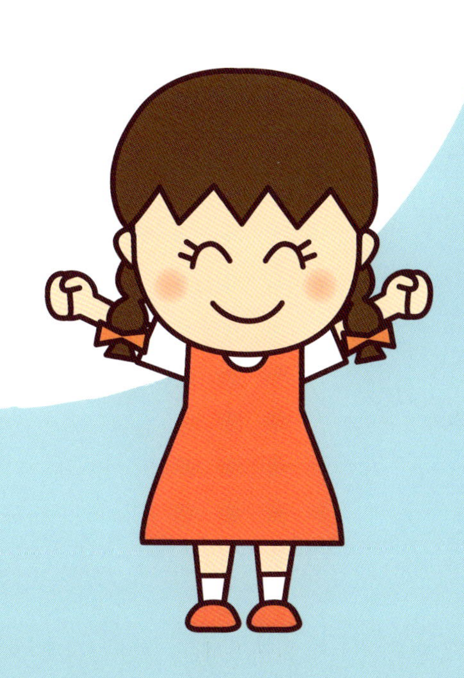

39 伝え方次第で患者さんは変わる

さて、あなたの頭の中にはPMTCの大切さが、すでに整理されていることとは思いますが、問題はこれを一体どのようにして患者さんに伝えていくかです。

あなたや医院のスタッフが理解していたとしても、患者さんに上手に伝え、PMTCの受診を継続していただけて、はじめて意味あるものになるのです。

あなたは、患者さんにどのように定期検診の重要性を説明していますか？

私の場合は、次のような説明をしています。

「○○さん。目の前にあなたと同じ背丈の壁があるとしますね」

「あ〜っ、はぃ……」

「壁の向こう側に、腐ったゴミがあるとします」

「はい……」

「そのゴミ、どうやって取り除きますか？」

「登る？　回り込む？」

「でも大変ですよね。実は、歯の表面で同じことが起きているのです」

「はぁ？」

「歯ブラシの毛先の直径は、どのぐらいだかご存知ですか？」

「毛先ですか？　細いですよね」

「はい。実は、極細毛で0.02㎜。硬いのが好きな人の場合で0.3㎜です」

「そんなに細いのですか」

「はい。もし0.1㎜の大きさの歯石がついていたら、その向こう側って磨けないと思いませんか？」

「なるほど〜。無理ですね」

「歯石が目に見えるほど大きくなるまで放置していたら、磨いているけれど、磨けていない部分があるということです」

「だから、まだ大丈夫と思わないで、定期的に来たほうがよいのですね」

「そのとおりです。では、私たちが判断している色や腫れの微妙な違いをお教えしますから、参考にしてください」

といって、自己診断に必要なポイントを教えてあげる必要があるのです。

いかがでしょうか？　単純な言葉だけ使って、わかりやすく説明をしていますね。

『インスト』の創造にあたって

ドクターがすべての患者さんに、毎度説明するのは疲れます。

そうかといって、一度伝えただけで、実行⇒継続ができる患者さんなどは、いるはずがありません。

そこで自称発明家は、考えました。

「すべての患者さんの脳内に共通の内容を強制入力してしまおう！」

つまり『インスト』を作った一番の理由は、私がラクをしたかったからなのです。

日に何人もの患者さんを診るものですから、どの患者さんに何を話したかなどを覚えているはずもなく、夕方の６時を回る頃には、滑舌も悪くなる始末です。

全患者さんに、同じ内容の私の想いを伝える方法として、パワーポイントを使い始めたのです。

そして、歯科衛生士さんたちに伝道師になってもらうシナリオを組み立てました。

結果は、見事に失敗。

作ったときは、自分の頭の中では「歯科衛生士に新しい花道を提供できた」と満足感200％でした。しかし、ブラッシング指導以外の指導をしたことがない歯科衛生士たちに受け入れられるはずがなかったのです。

反応の悪い患者さんが２～３人続くと、そこから先は嫌になってしまい、『インスト』をしたがらない歯科衛生士が出てきました。

その時、彼女が口にした理由は「時間がない！」でした。

すると、「ミカン」と同じ現象があっという間に広がったのです。

ミカンは１つが腐り始めると、それまでなんでもなかった周囲のミカンが、とたんにやられていきます。

女の子は、それと一緒なのです。

幸いにも一つ目の発見が早かったのが功を奏したのですが、歯科塾の先生方の中にも、出足でつまずく先生も多くおられるので要注意です。

『インスト』を成功させるのに大切な前投薬

そんな大事なミカンちゃんたちが腐らないようにするために、次なる前投薬をするべきです。その処方内容とは……。

まず開口状態の継続が、患者さんにとってどれだけ苦痛なのかを、歯科衛生士さんたちに実感させることから始めましょう。

①『ア』の最大開口を5分続けてみましょう。
②口をゆすいで、すぐに①の状態にバキュームを入れっぱなしで、再び5分間の開口を継続。
③もう一度口をゆすいで、②の状態からさらに下顎の4番辺りに人差し指をかけ、再び5分開口継続。
④合計15分の開口後に、もう1クールやっても平気か否かを自問自答してもらいます。
⑤少しでも「嫌だな」と感じるのなら、スケーリングは15分で終了にして、1ヵ月後に再来院を自然体で約束するほうが、互いに良い結果をもたらすことを理解させます。
⑥15分の開口を「辛いとは思わない」と言い続ける歯科衛生士の場合は、そのままあと15分開け続けてもらいます。

それでも理解できない歯科衛生士は、『YOBOU』に適性がない人材かもしれません。

・解剖学的にも人の顎関節は、最大開口を長時間継続することは不得手であること
・多くの患者さんは、それを乗り越えて受診していること

この2つを最低限理解していなければならず、これらを無視して施術をしてはならないのです。

また施術時間に関して、ドクターが行う避けられない一般の治療と同等に考えるのは御法度です。自分の誤った主張を通そうとゴネたり、患者さんの苦痛を予測できない医療従事者は、継続した来院が必要になる「与防」を実現させるには、不向きであるといえます。

一度で完了する治療であれば、患者さんも耐えてくれると思いますが……。

ちなみに若松の歯周初期治療のアポイントは30分の枠となっているのですが、前述した内容を考えたことがない歯科衛生士さんの多くは「30分では絶対無理！」といいます。

ここは、あなたがあらかじめ①〜⑥を例に出して、やんわりと説得するべきです。

最終的に主役は、歯科衛生士さんたちになるわけですから、彼女たちが自主的に理解を示さなければ意味がないのです。

42 地位と意義をしっかり与えよう

当然、スタッフの中からある疑問が、湧いてくると思います。

「短時間で取りきれない歯石は、どうしたらよいのでしょうか？」
もし歯科衛生士さんが、その件で悩むのであれば、答えはとても簡単です。
それは、患者さんの分類ができていない証拠です。
患者さんを「差別」してはいけませんが、「区別」は必要なのです。

本書では、歯周初期治療のみで完了する患者さんが増えることで、患者さんも、スタッフも、医院も、国家も幸せになる方法を説いています。

歯周初期治療だけで収まらない患者さんは、ドクターが主体となって歯周治療をしていくしかないのです。

歯科衛生士が主軸になるのは、あくまで歯周初期治療についてのみです。

「基本検査⇒スケーリング⇒基本検査」の通常手順で取り残している歯石は、ＳＲＰの際にリトライすればよいだけです。もちろん、そこに至るまでにも、必ず「この患者さんの歯周病は軽度ですので、スケーリングをメインでお願いします」と、ドクターによる診断と治療方針の決定が必要になるのです。

もし軽度と中等度の境界線の患者さんでしたら、私の場合は、とりあえず一度は歯周初期治療のみで完了にして、数ヵ月後に再初診として患者さんが、自分の意思で来院するように教育しています。

数ヵ月、いや数年かけて悪くなった歯周組織を１～２回の処置で治せるわけがないのです。私たちは神ではありません。

患者さんに、次に同じ疾病にかからなくするために必要なことを告げて、健康をリードしなければいけないのです。

歯ブラシとスケーリングのみで、大部分の患者さんが回復へ向かうことは、歯周を極めている先生であればあるほど、実感していると思います。

患者さんの口腔内をきれいにするだけでなく、正しい方向に導くことができれば、歯科衛生士さんたちの社会的地位と存在意義の向上につながることはいうまでもありません。

正しい方向とは、歯周病学会や日本歯科医師会が提言しているように「定期的に歯石を取る」ことです。このことを患者さんが、自らすすんで実現・継続する社会を実現することです。

43 踏み出す方向を変える

では、話を戻しましょう。

15分前後のスケーリングの後は、アポイント枠の時間があまっていると思いますので、この時間を有効利用する方法を考える必要が出てきます。

あまった時間は、どう使いますか？

ＴＢＩも必要ですが、毎回のようにダメ出しをしますか？

それとも、自費の営業トークですか？

もし彼女たちが、たった今自分たちが行った医療行為の意味を、嫌味なく患者さん伝えることができるツールがあるとしたら、いかがでしょうか？

無理なく再来院を促す指導ができることになりませんか？

それを実現したのが『インスト』なのです。

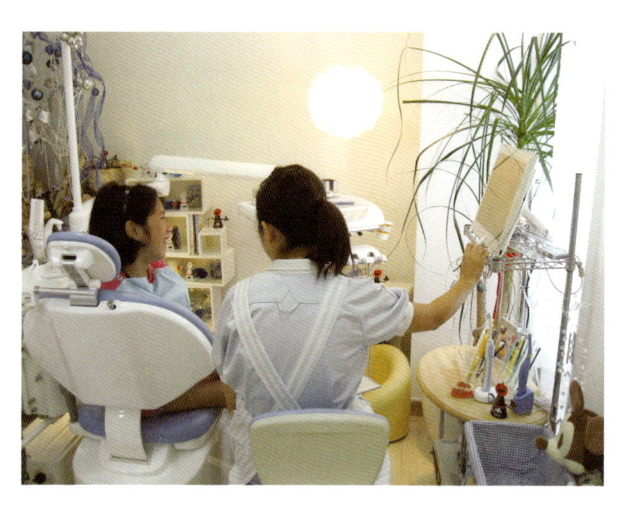

子供もインストを楽しそうに聞いている！

今にして思えば、若松歯科が軌道に乗り始めたのは「知識を与え、全身疾患までも防ぐ」こと、つまり『インスト』を前面に押し出し始めてからのような気がします。

これに気がつくまでの一般的な予防にトライしていた頃は、けっして順風満帆だったわけではなく、辛酸を舐めた時期も当然ありました。

とにかく、踏み出す方向をちょっと変えると、とてもスムーズに事が運ぶのです。

是非、お試しあれ！

「知識を与え、全身疾患までも防ぐ」

これこそが、私たち『歯科塾 YOBOU』のモットーです。知識を与えるために、まずは患者さんに来院してもらわなければ、絵に描いた餅になってしまいます。

ならば、来院してもらうために『与防』ではなく『呼ぼう』を採択するほうがしっくりくるように思えますが、『呼ぼう』となるとイメージが少し違ってしまいます。

当たり前のことですが、歯科医院がやらなければいけないのは、メールやハガキ・ビラなどで患者さんを呼び込むことではありません。

そもそも、私たちはコンサルタント業者ではないのです。

医療の本筋＝やるべきことを中心に考えてみてください。

言い方を変えましょう。メールやハガキ・ビラは、もはや通用しない時代になってきていると、皆さんは感じているはずです。

これは、患者さんが賢くなったからではありません。

もしすべての歯科医院が、同様にビラなどの客寄せツールを使用したら、何ら効力を発揮しないものになってしまうと思いませんか？

そうであれば、より多くの歯科医院が同じことを行った場合であっても、患者さんが自らの意思で来院したくなるような「より良い社会を創る」ことこそが、本来私たちがやらねばならぬことだと思いませんか？

いきなり「社会を創る」とは、かなりハードルが高くなってしまいましたが、大丈夫、心配無用です。

なぜなら、純初診患者のわずか30%の方が継続することで、より良い社会は構築可能なのです。

どんなに素晴らしいことであっても、いきなり世の中が予防にシフトするとは思えませんし、むしろスローペースのほうが好都合です。

なにぶん私たちの唯一の武器は「知識の提供」だけであり、歯ブラシや歯磨き粉を配ることもなく、世の中を変えていこうと目論んでいるのですから。

子供たちに“きびだんご”ではなく“知恵”を与える

若松歯科では、小さな子供が頑張って治療を終えると、スーパーボールや消しゴムがゲットできるのですが、もしあなたが子供だったら、どのように思うのでしょうか？

あなたは、ある種の「くじ」によって、一時的な満足感を得ることができるかもしれません。
しかし、ご褒美をもらえたので
「次回からは、ちゃんと歯を磨こう」
「甘いものを控えよう」
などという気持ちにはたしてなるのでしょうか？

この手のものは「子供騙し」以外のなにものでもなく、むし歯が減ることがないどころか、歯科医院で口を開けていれば、ご褒美がもらえるのなら「むし歯になったほうが得じゃん！」と、真逆の考えを持つ子供を養成する可能性すら否定できません。
むしろ「むし歯がなかった子供だけにご褒美があるべきなのかもしれない……」と日々思いつつ、小児の治療をしているのは、私だけではないはずです。

たとえ自分が嫌われようとも、やたらと怖い先生を演出し「恐怖」で甘味制限と歯磨きを徹底させるほうが、本当は理にかなっているのかもしれませんね。
子供が大勢いた時代には、とうてい考えられない事情が、歯科界では日常茶飯事のこととして起きています。

異常数が正常数を超えると、異常と正常は逆転するのですから、何をいってもムダかもしれません。不条理がわずか数年で定説になってしまうのですから、世の中の変化とは恐ろしいものです。
「でもまぁ、少子化がもたらした良いこともありますので、あまりがっかりしないでください」
良いこととは、子供たちの人格を認める代わりに、本人にしっかりと教育ができることです。
歯科塾で学んだ桃太郎クンは、子供たちに「きびだんご」ではなく「知恵」を授けているわけです。

46 チェアサイドで恋の話に花が咲く

そんな理由で『歯科塾 YOBOU』では、小学生から歯科衛生“師”自身で、わかりやすい言葉に置き換えてインストを実施することを推奨しています。

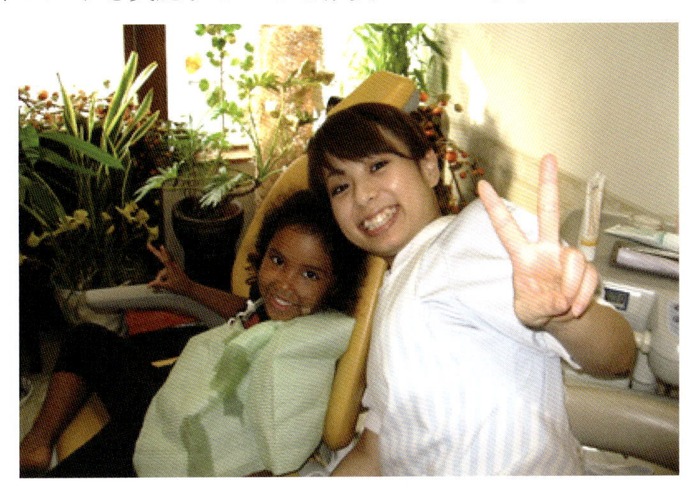

子供とのコミュニケーションもバッチリ

それが証拠というわけではありませんが、ある程度理解できる年齢になったら、むしろご褒美は「知識が一番」であることを証明する妙な光景を、若松歯科では時々見かけることがあるのです。

最初は目を疑ったのですが、中高生の男子が、歯科衛生士とヒソヒソと「彼女ができた！」などの「恋ばな」をしているのです。

歯科医院では、ちょっと考えにくい構図ですが、女子だけの話ではなく、男子学生が普通に歯科衛生士たちとそんな話をしています。

恋愛トークは、誰が聞いても面白いものですが、ＴＰＯをわきまえたら、チェアサイドで話すことではないことは誰もが思うことです。

しかし、小学生の頃からインストを受け続けている彼らにとって、若松歯科の歯科衛生士は、衛生士の「士」の字が「師」に変わって、単なる歯医者のお姉さんではなく、人生における師匠と化しているからだと思います。

そんな彼らが大人になったとき、歯科衛生“師”が「口の中は常にきれいにしないとね！」といえば、素直にプロによる口腔環境の改善を行うと思うのです。

10年以上先の話かもしれませんが、これはとても大切なことですね。

47 「士」VS「師」の違い

先ほど「士」が「師」に変わる瞬間をお伝えしましたが、この２つの文字は何が違うのでしょうか？

まず「士」を使う職業ですが、弁護士、会計士、税理士、栄養士、運転士、もちろん歯科衛生士などがあります。

一方の「師」には、歯科医師、医師、薬剤師、教師、講師などがあります。

共通項を探すと「士」の字を持った職業は、決められたルールの中で活動することを使命としているように思えます。

「師」の字の仕事についている者は、自分の知識と経験から、最良の判断をすることをも課せられていると思いませんか。

数年前に看護婦から看護師と呼び方が変わった際に、士ではなく師を該当させたのには、そんな理由があるはずなのです。

では、歯科衛生士はこのまま「士」でよいのでしょうか？

もちろん、診断をつけるのは歯科医師の役目ですから、いくらキャリアがあっても、そこには介入しないほうが無難です。

でも、ちょっと周りを見渡せば、自分の知識や経験から判断すべきことはたくさんあります。

たとえば、簡単なことですが、ポリッシングペーストもさまざまな商品が市場にはあります。患者さんに対して、ベストな選択をそのつど考える必要があるにもかかわらず、１種類のペーストだけで済ましていませんか？

新製品の広告を鵜呑みにせずに、自分自身で施術する経験と施術される経験の両方を実際に体感していますか？

少し考えれば「これは、嘘だ！」という商品が結構目につくものです。

よく私は、若い歯科衛生士に「お前は、どっちのエイセイ(シ)になりたいんだ？」と聞きます。

「恋ばな」だけでなく、自分の考えをきちんと相手に伝えられる集団になれたら、漢字はどれであれ、歯科衛生士になって本当によかったと思えるはずです。

48 本当に現状で「いいと思います？」

どうやら歯科衛生士ばかりに「職業意識を持ちなさい」といっていられないようです。

最近、テレビCMを見ていて感じるのですが、医師と歯科医師の歴然とした違いに、あなたはお気づきですか？

医科のＣＭ例では、たかが育毛薬にしても、タレントが「お医者さんに相談だ！」と大きな声でいっています。つまり「早く医者に行って診断してもらいなさい！」が、どんな薬でも必ずあるのです。ところが、知覚過敏の歯磨き粉のＣＭはどうでしょうか？

人の良さそうな歯科医師が出てきて「いいと思います！」と、満面の笑みで断言しています。私は、けっして出演ドクターや製薬会社に喧嘩を売っているのではありません。

歯磨き粉が医薬部外品であることや、画面の隅に小さく「歯科医院に行って診断が必要」とテロップが出ているのも知っています。

しかし、患者さんを診ずして画面を通して全国民に「いいと思います」とは……。
私たち歯科医師に課せられたはずの「診断」という「最大の特権」を自ら放棄することに他ならないと思いませんか？

確かに私は、診療室内で知覚過敏症の患者さんに「これ使うといいよ！」といって、知覚過敏症用の歯磨き粉を処方しています。

でもそれは、診断後の処置内容の選択肢の一つとしての「これ＝歯磨き粉」なのです。

どうも歯科医師の中には、この辺りが苦手な方がおられて、診断することやその過程を重視しない方がチラホラいるようです。たとえば、基本検査を飛ばしてしまい、後でアタフタすることが多い方に是非オススメしたいことがあります。

面倒でもあなたの指と目で、20〜30人の患者さんの歯周ポケットを連続して測ってみてください。ひょっとしたら10人でもよいかもしれません。きっと、今まで感じることがなかったことがわかるようになるかもしれません。

くれぐれも大切な診断を放棄しないようにしましょう。それが理解できると「うちは、予防を歯科衛生士に任せてあるから！」などとはいわなくなります。

歯科衛生士が高額な講習会に何回出席しようと、診断は先生の仕事＝特権なのです。

スケーリングやＴＢＩのみの受診であっても、ドクターのチェックを患者さんは待っているようです。

「まったくＣＭは、しょうがねぇ〜な！」と思った方、このままでいいと思いますか？

閑古鳥が鳴く歯科医院では……

講演会などで前述のようなことをいうと、休憩時間に「いや～先生、患者さんが多くて、スケーリングのチェックまで手が回らないのですが……」と頭を掻きながら近寄ってくる先生が数多くいます。

そんな時、私は、

「あぁ～、そうですか。でも全然心配はいりませんよ。ある日ある時、あっという間に一般治療の患者さんは減りますから！」

そして間髪いれず、

「先生もそれがわかっているから、私の講演を聞きにいらしたんでしょう！」

と笑顔で答えるのです。

かなり嫌味に聞こえるかもしれませんが、こんなことはちょっと考えればわかることです。

ユニットバスのようなハコモノを、ポンポンと置いて出来上がる歯科医院も登場する昨今、普通に診療していたとしたら、３年後の一般診療の患者数はまったく読めません。

しかも20年前と比較すると、材料や技術の進歩は目覚しいものがあります。

もし先生の腕が普通以上であれば、材料が壊れないのですから、患者さんは間違いなく減るのです。

しかも、歯科医師数の増加に歯止めはかからず、自治体の半分は存続が怪しいといわれる昨今ですから、患者さんは減少の一途です。

今現在、あなたの医院が好景気のように見えても、近隣に似たような医院ができれば、３年後には閑古鳥が鳴いている可能性もあるのです。

そんな状況下で、もし任せていたはずの歯科衛生士が、突然辞めて隣の医院で働き出したらどうなりますか？

もし患者さんが、あなたを信じていたのではなく、歯科衛生士の施術に惚れてあなたの医院を受診していたとしたら……。

眠れなくなりそうですので、ネガティブな話は止めましょう！

“強い医院”になるには……

今は悩むよりも、やるべきことをキチンとやって、全国に“強い医院”を増やして共存すればよいのです。

“強い医院”とは、単に診療報酬や自費率が高いということではありません。
あるエリアに存在するすべての歯科医院が、来院患者の30%をキチンと教育し続ければ、周辺住民の30%が歯周初期治療に通い続けるエリアになり、たとえ歯科医院が増えて一般治療患者が激減しても、どの歯科医院も笑顔で経営ができるのです。

「え～～っ、知識を与え続けるだけで、そんなことになるわけがないだろう。事実、今現在は予防に10%も残っていない！」

と思った方が圧倒的に多いはずです。

どうして今までは、定着しなかったのでしょうか？

あなたは、頑張っているのかもしれません。歯科衛生士さんたちも同様のはずです。

でも、結果が低迷する理由は、与える知識の内容に問題があるからです。

今、あなたが行っている患者教育を、あなた自身が受けた場合、あなたは来月も、再来月も、その後もずっと、その教育を受けたいと思いつつ来院しますか？

あなたの説明に、大学や専門学校の試験に出るような「難しい内容」が混ざっていませんか？

おそらく大部分の教育内容は、私たちには当たり前でも、一般の方から見ると日常生活に不要な文言ばかりのはずです。

押しつけの教育では、お互いに不幸な結果になるだけなのです。数学が嫌いな子に、因数分解をいきなり教えても、自宅に帰る頃にはもう忘れているでしょう。

患者さんが興味を持って聞き、自慢げに身近な誰かに話したくなるもの。

そんな内容の紙芝居を制作し続けた結果、『歯科塾 YOBOU』では、2016年８月現在で80話のインストを持っており、そのうち60話以上がイントロとリンクし、若松歯科医院で使用されています。

つまり、歯科衛生“師”さんたちが、日々笑顔で楽しくインストをしているのです。

これらは、患者さんに対してだけでなく、強烈なスタッフの結束力を生むツールでもあるのです。スタッフ全員が、情報を共有し、日々反復するわけですから、統制が取れないわけがないのです。

51 ＧＳＰな歯科衛生士

最近、ネットで面白い略語を見つけました。

それが、ＧＳＰですが、何だかわかりますか？

「ぎゃーすかぴー」のことらしいのですが、見つけたときには笑ってしまいました。

院長として困るのは、ＧＳＰにプラスして「せねばならぬ症候群」です。

たまたま聞いた講演や読んだばかりの書籍の内容を、120％の自信とともに強引に導入しようとするだけでなく、うまくいかないと医院にダメ出しをする。そんなスタッフを想像しただけでも、ぞっとしますね。

しかし考えてみれば、実は彼女のやる気をうまくコントロールできていないだけなのかもしれません。

先手必勝というわけではありませんが、あらかじめ医院の考え方を示しておけば、ＧＳＰ化にはほとんどならないはずです。

むしろ、そこまで元気のある娘さんならば「患者さんにキチンと説明できるように文書化してごらん」。つまり「おっ、それ、よいかもしれないからインストを作ってごらん」のひと言で、単なるＧＳＰなのか、本当は能力がある人材なのかが判明するのです。

インプラントコーディネーターよりも「インストクリエーター」のほうが、患者さんにとっても、医院にとっても、ありがたい存在になると思いませんか。

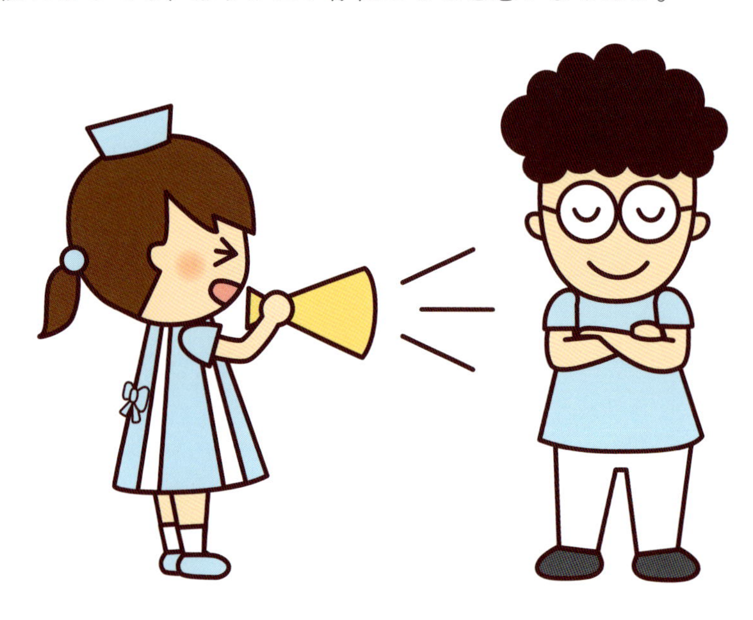

52 『イントロ』＝前フリは……

『インスト』の話ばかりになってしまっていましたが、最後に『イントロ』のお話もしましょう。

『イントロ』の起源は、数年前に「患者さんからサインをもらいなさい」という厚労省からのお達しに始まります。

正直、多くの先生が「すみませんが、こちらにサインを……」ということに抵抗を感じたはずですが、私自身は「お上が、おっしゃるのですから！」と、むしろウェルカムだったのです。

というか「ついに厚労省が、予防を保険導入する準備を始めたのか？！」と、大喜びしたくらいでした。

そこで、より管理と指導がしやすい環境を整えるために、患者さんに共通項を事前に提供することにしたのです。

それが『イントロ』です。

そこには、1970年にタイムスリップした現代人が繰り広げる、サザエさんのような話が続くのです。

そして、登場人物のキャラクターを、患者さん自身、もしくは身内の誰かを当てはめながら、指導を聞くことができたり、歯科疾患管理に必要な問診に対して、スムーズに答えることができたりします。

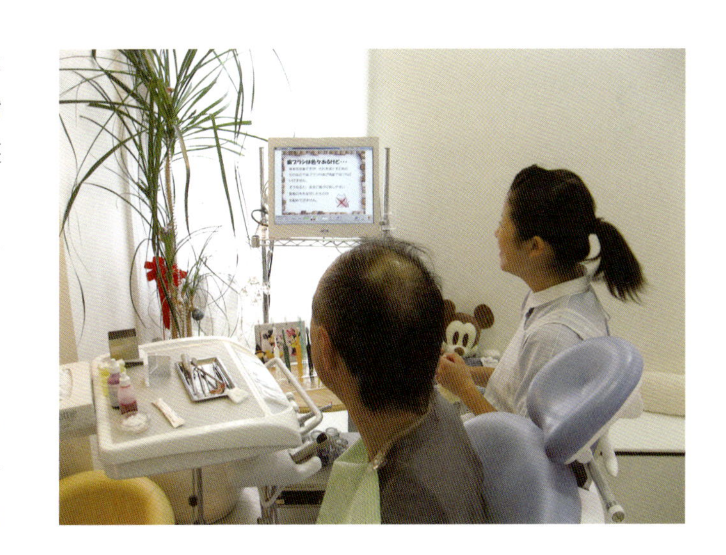

前フリは、想像以上に大切です。

皆さんは、何も用意せずにいうよりも、給料３ヵ月分の前フリを見せて「僕と結婚してください！」といいませんでしたか？

ちなみに私は、学生時代にプロポーズしたので、指輪は院内の技工室で実習に使った金パラを土台に作りましたけど。

（０円×３ヵ月＝０円也）

53 前フリはこうして生まれた

やがてイントロの効き目に、とんでもないものがあることに気がつきます。

患者さんに名前を自署してもらいますから、絶対といってよいほど、そこら辺にポイっと捨てたりしないで、自宅や職場まで持って帰ります。

そこで患者さんは、誇らしげにゾウの歯の生え変わりの回数や、ダーウィンの進化論やら、挙句の果てには、平安時代の通い婚の話をするのです。

すると、日常生活の中に歯科の話が、次々と自然発生します。

とかく、私たち業界を揶揄するようなネガティブキャンペーンは、いとも簡単に発生しますが、どんなにネットにおもしろネタを書き込んでも、あえてそれを話す人はごく稀なのです。

実は・・・
どちらも正解です
歯が有るカエルも
無いカエルもいます
それでは……
どうして、歯が無くなってしまった
カエルが、いるのでしょうか？
ヒントは・・・
wacom

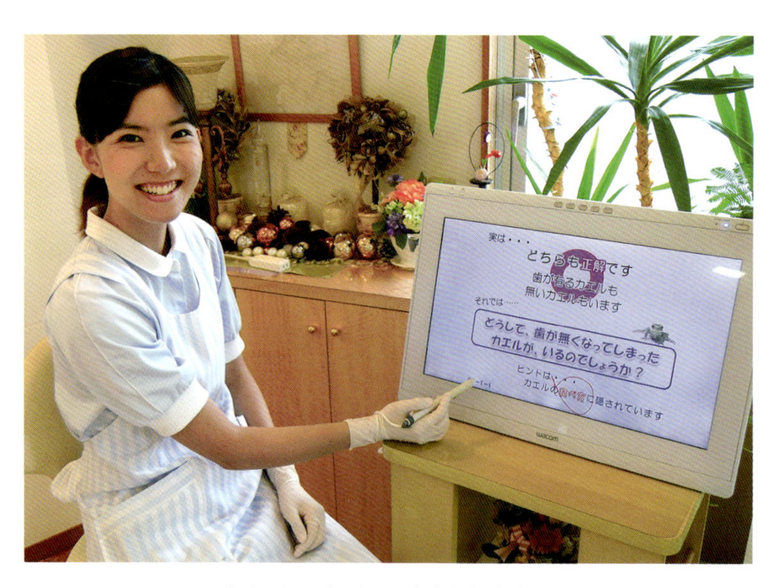

『イントロ＆インスト』を実践中！

しかし、手元に歯科衛生士やドクターから仕入れたばかりの新鮮ネタがあれば、得意げに話し始める人は多くなります。

たとえネットでの検索ＳＥＯを上位に挙げたとしても、目の前の相手からの情報にかなうわけがありません。

そうです。イントロは、井戸端会議を作り出すマストアイテムなのです。

エピローグ：特許の取り下げ

私たちの仕事に対する宣伝は、法律によっていくつもの規制がかかっていますが、『イントロ＆インスト』は、お上が推奨するルールに合致した、まさに正攻法です。

しかも「得」をするのは、患者さん・スタッフ・医院だけでなく、地域全体の歯科医院までに広がることと確信しております。

そして、もっと大口を叩くことが許されるのであれば、胸を張って国家全体の繁栄につながるのではないかと……。

自他ともに認める発明家が、生涯をかけた『与防システム』は、特許の申請をさせていただきましました。

しかし公開後、あえて取り下げるという選択をしたのです。

もし特許が通れば、個人的にはシメシメだったのかもしれませんが、あえてその権利を放棄したのです。

その理由は、単純です。私が特許を取得することよりも、多くの先生方に真似をしていただいて、世の中がもっとよくなるほうが、次世代にプラスになると考えたからです。

当然のことながら、一度公開されてしまえば、他の個人や企業がこの件に関して特許は取得できなくなります。

日本の未来にとっては、そのほうが絶対によいのです。

そして、ムダに私の特許の数が増えるより、俄然かっこいいじゃないですか！

自分には『イントロ＆インスト』を作る時間がない、とおっしゃる先生は、『歯科塾YOBOU』への入塾をおすすめいたします。

「これだ！」と思われた先生は『歯科塾 YOBOU』で検索してみてください。

もちろん、複数の先生がご参加いただければ、書籍には書けない YOBOU を楽しめるレクチャーも可能です。

仲間が増えれば、もっと楽しいですからね。

差別化ではなく、共存共栄で頑張りましょう！

あとがき

ホテツマンだった私が、右も左もわからないまま開業したものですから、あの当時から自他ともに認める安定した管理型歯科医院になるまでは、正直、紆余曲折の日々の連続でした。

しかし、予防歯科の概念が定着しつつある今こそ、歯科衛生士さんにムリなく、患者さんにムラなく、医院にムダのない『与防』(知識を与えて全身疾患までも防ぐ)を大義に、皆さんが立ち上がれば、歯科界はまだまだ安泰だと思います。

「共存共栄」で頑張りましょう。

最後になりましたが、多忙にもかかわらず私の数々のくだらない発明品にいつも適切なアドバイスをして下さった那須郁夫教授。この書籍製作のきっかけをつくってくださっただけでなく、長きにわたり私に良い刺激を与えてくれた今井義博さん。歯科界の流行に流されることなく与防に取り組み、知恵を出してくれた植竹美和子さんと東雲那津子さんをはじめとする若松のスタッフと患者さん。陰で支えてくれた同僚や『歯科塾 YOBOU』の先生や業界の方々……には、改めて感謝申し上げます。

そして、いつも変ったことばかりいっている私を理解し、サポートしてくれた家族に感謝して結びとさせていただきます。

『世の中、運と縁と多少の努力』です。これからも頑張りましょう。

2016年 8 月26日

小島　理史

＜著者プロフィール＞

小島理史（こじま・まさし）
1964年生まれ
1989年、日本大学松戸歯学部卒業
医療法人若松歯科医院　院長
埼玉県三郷市さつき平2–1–2

三郷市歯科医師会　専務理事
歯科塾 YOBOU　塾長
日本大学松戸歯学部
　元補綴学第Ⅰ講座研究生
現公衆予防歯科学研究生

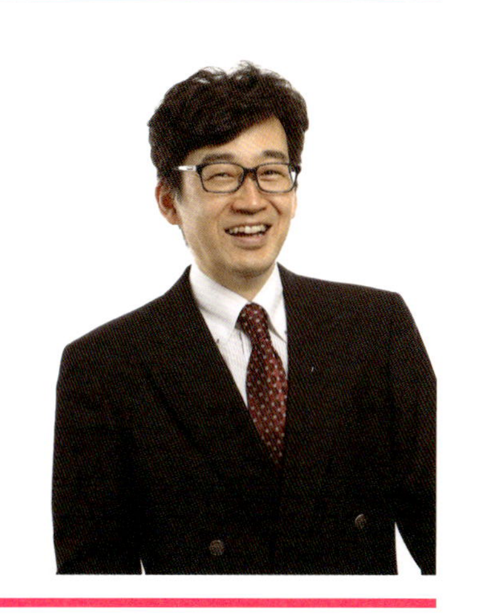

クインテッセンス出版の書籍・雑誌は，歯学書専用
通販サイト『**歯学書.COM**』にてご購入いただけます．

PCからのアクセスは…

歯学書 検索

携帯電話からのアクセスは…

QRコードからモバイルサイトへ

QUINTESSENCE PUBLISHING 日本

99％保険治療でも他院に負けない　予防を超える与防歯科

2016年11月10日　第1版第1刷発行
2018年8月10日　第1版第2刷発行

著　者　小島理史（こじままさし）

発 行 人　北峯康充

発 行 所　クインテッセンス出版株式会社
東京都文京区本郷3丁目2番6号　〒113-0033
クイントハウスビル　電話(03)5842-2270(代表)
(03)5842-2272(営業部)
(03)5842-2276(編集部)
web page address　http://www.quint-j.co.jp/

印刷・製本　サン美術印刷株式会社

Printed in Japan

ISBN978-4-7812-0518-2　C3047